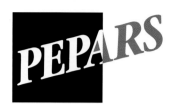

【ペパーズ】
編集企画にあたって…

　手の分野には手外科医という専門医が存在します．すべての手の腫瘍をその専門医が関与し治療できるのであれば理想的ですが，実際は必ずしもそうではありません．一方，形成外科医は体表の軟部組織を扱うため，表在性の腫瘍を数多く治療します．手の領域においても例外ではなく，形成外科一般外来で手術をすることが多いのが現状です．そのため手の腫瘍性病変に関して，習熟しておく必要があります．

　本誌においては，2009 年に「手の腫瘍性病変の診断と治療」の企画で特集が組まれています．今回，10 年を経て，手の腫瘍に関して最新の知見を含めて再考しました．総論においては，形成外科医は腫瘍を見るとまずはとってみよう思ってしまうのですが，切除前の心がまえとして軟部腫瘍での生検の考え方から切除生検やニードル生検についてご教示をいただきました．また，画像診断は日進月歩であり，これまで検出できなかった手指の腫瘤性病変がわかるようになってきました．超音波エコー，MRI について，現時点の最新の状況や疾患の鑑別がどこまで可能かなど，実際の手技を含めてご教示いただきました．

　各論においては，腱滑膜巨細胞腫，ガングリオン，粘液嚢腫・ヘバーデン結節，グロムス腫瘍，血管奇形，内軟骨腫，神経鞘腫について，最新の診断・治療，特に手術方法を中心にその分野のエキスパートの先生に執筆いただきました．特に，手指領域の血管奇形は近年その診断と治療が大きな変化を遂げています．この 10 年間の変遷について述べていただきました．

　今回の企画は形成外科の先生方の明日からの診療にすぐに役立つ内容であると確信しています．

2019 年 4 月

島田　賢一

KEY WORDS INDEX

和　文

― あ　行 ―
悪性腫瘍　1
インターベンショナル・ラジオロジー　71

― か　行 ―
核出術　86
ガングリオン　37
関節内注射　47
鑑別診断　86
鏡視下手術　77
グロムス腫瘍　54
外科治療　47
血管奇形　62
血管塞栓術　71
腱滑膜巨細胞腫　30
硬化療法　71
骨腫瘍　1,77

― さ　行 ―
再発　30
手指　8
腫瘍　8,17
静脈奇形　71
神経血管柄付き指側背島状皮弁　47
神経鞘腫　86
神経脱落症状　86
診断　1,17
生検　1
切除　62
切除術　30
穿刺　37
爪下腫瘍　54
爪床の修復　54
掻爬術　77

― た　行 ―
超音波　8
爪　17
手　8,17,62,77,86
手関節鏡　37
動静脈奇形　71

― な　行 ―
内軟骨腫　77
軟部腫瘍　1
粘液嚢腫　37,47

― は　行 ―
皮弁　47,62
不適切切除　1
ヘバーデン結節　47

― や　行 ―
指　17,62

― ら　行 ―
良性腫瘍　1
良性軟部腫瘍　37

欧　文

― A・B ―
arteriovenous malformation　71
aspiration　37
benign soft tissue tumor　37
benign tumor　1
biopsy　1
bone tumor　1,77

― C・D ―
curettage　77
diagnosis　1,17
differential diagnosis　86

digital mucous cyst　37
dorsolateral finger flap　47

― E ―
embolization　71
enchondroma　77
endoscopic surgery　77
enucleation　86
excision　30,62

― F・G ―
finger　8,17,62
flap　47,62
ganglion　37
glomus tumor　54

― H・I ―
hand　8,17,62,77,86
Heberden's node　47
interventional radiology　71
intraarticular injection　47

― M・N ―
magnetic resonance imaging：MRI　17,86
malignant tumor　1
mucous cyst　47
nail　17
nail bed repair　54
neurological deficit　86

― R・S ―
recurrence　30
schwannoma　86
sclerotherapy　71
soft tissue tumor　1
subungual tumor　54
surgical therapy　47

― T・U ―
tenosynovial giant cell tumor　30
tumor　8,17
ultrasonography　8
unplanned excision　1

― V・W ―
vascular malformation　62
venous malformation　71
wrist arthroscopy　37

WRITERS FILE

ライターズファイル（五十音順）

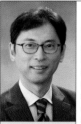

大須賀 慶悟
（おおすが　けいご）

- 1992年　大阪大学卒業
- 1992年　同大学医学部附属病院，研修医（第一内科・放射線科）
- 1994年　大阪労災病院放射線科，医員
- 1996年　市立泉佐野病院放射線科，医員
- 2000年　大阪大学医学部放射線医学講座，助手
- 2001年　米国エール大学放射線科，客員助手
- 2002年　大阪大学大学院医学系研究科放射線医学講座，助教
- 2011年　同大学大学院医学研究科放射線医学講座，講師
- 2014年　同大学医学部附属病院，IVRセンター長
- 2018年　同大学大学院医学系研究科放射線医学講座，准教授

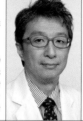

島田 賢一
（しまだ　けんいち）

- 1993年　富山医科薬科大学卒業　金沢医科大学形成外科，研修医
- 1994年　市立礪波総合病院形成外科
- 1995年　金沢医科大学形成外科，助手
- 2001年　石川県立中央病院形成外科
- 2002年　金沢医科大学形成外科
- 2003年　同，講師
- 2010年　同，准教授
- 2017年　同，主任教授

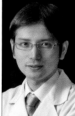

成島 三長
（なるしま　みつなが）

- 2001年　三重大学卒業
- 2002年　済生会松阪総合病院
- 2003年　福島県立医大学形成外科
- 2004年　名古屋第一赤十字病院形成外科
- 2005年　東京大学医学部附属病院形成外科，医員
- 2006年　同，助教
- 2015年　同，講師
- 2017年　三重大学形成外科，教授

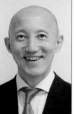

岡本 秀貴
（おかもと　ひでき）

- 1994年　名古屋市立大学卒業　同大学整形外科入局
- 1995年　公立陶生病院整形外科
- 1997年　愛知県厚生連海南病院整形外科
- 1999年　国立東静病院整形外科
- 2001年　名古屋市身体障害者更生相談所
- 2003年　名古屋市立大学整形外科
- 2007年　琉球大学整形外科手外科班，オブザーバー
- 2008年　新潟手の外科研究所，オブザーバー
- 2010年　名古屋市立大学整形外科，助教
- 2014年　同，病院講師

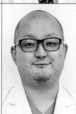

末吉 遊
（すえよし　ゆう）

- 2012年　近畿大学卒業　岸和田徳洲会病院，初期研修医
- 2014年　近畿大学医学部形成外科入局
- 2015年　四谷メディカルキューブ
- 2016年　近畿大学形成・再建外科学大学院

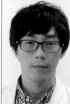

能登 公俊
（のと　きみとし）

- 2007年　鳥取大学卒業　安城更生病院，初期研修医
- 2009年　同病院整形外科
- 2014年　愛知県がんセンター愛知病院整形外科
- 2015年　名古屋大学手の外科
- 2018年　大同病院整形外科

金谷 耕平
（かなや　こうへい）

- 1991年　札幌医科大学卒業　同大学整形外科入局
- 2006～08年　米国ロマリンダ大学留学
- 2009年　旭川厚生病院整形外科，主任部長
- 2011年　札幌医科大学整形外科，助教
- 2012年　同大学整形外科，講師
- 2014年　同大学道民医療推進講座，特任准教授（兼任）
- 2016年　JR札幌病院整形外科，科長

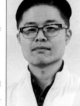

多田 薫
（ただ　かおる）

- 2001年　神戸大学卒業　金沢大学整形外科入局
- 2008年　新潟手外科研究所にて研修　広島手の外科・微小外科研究所にて研修　金沢大学整形外科，医員
- 2009年　同大学医学部整形外科，助教

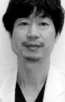

福田 誠
（ふくだ　まこと）

- 2001年　大阪市立大学医学部卒業　同大学整形外科入局　済生会中津病院整形外科
- 2004年　大阪市立大学医学部附属病院整形外科前期研修医
- 2005年　石切生喜病院整形外科
- 2010年　大東中央病院整形外科
- 2011年　小野第一総合病院整形外科
- 2012年　淀川キリスト教病院整形外科
- 2014年　大阪市立総合医療センター整形外科
- 2017年　大阪鉄道病院整形外科
- 2018年　馬場記念病院整形外科

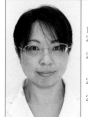

菅野 百合
（かんの　ゆり）

- 1999年　福島県立医科大学卒業
- 2001年　横浜市立大学形成外科入局
- 2009年　横浜市立大学附属市民総合医療センター高度救命救急センター
- 2012年　埼玉成恵会病院埼玉手外科研究所・形成外科
- 2015年　四谷メディカルキューブ手の外科マイクロサージャリーセンター勤務

豊泉 泰洋
（とよいずみ　やすひろ）

- 2000年　日本大学卒業　同大学整形外科学教室入局
- 2002年　社会保険横浜中央病院整形外科
- 2003年　春日部市立病院整形外科
- 2007年　同大学大学院修了
- 2008年　同大学病院整形外科，助教
- 2018年　東小金井さくらクリニック整形外科勤務

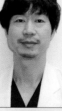

横田 淳司
（よこた　あつし）

- 1991年　大阪医科大学卒業
- 2000年　同大学大学院修了
- 2001～03年　米国Johns Hopkins大学留学
- 2003～04年　米国Pennsylvania大学留学
- 2005年　大阪府済生会茨木病院整形外科，部長
- 2006年　高槻赤十字病院整形外科
- 2010年　藍野病院整形外科，部長
- 2015年　市立奈良病院四肢外傷センター　大阪医科大学整形外科学教室，助教
- 2016年　同，講師（准）

前付 3

CONTENTS

手・指・爪の腫瘍の診断と治療戦略

編集／金沢医科大学教授　島田　賢一

総　論

手・指・爪の腫瘍とは……………………………………………多田　薫　　1

手・指・爪の腫瘍について，分類や疫学，診断や生検の方法など，総論的事項を紹介する．

診断・鑑別編

エコーによる手・手指・爪に発生する腫瘍の観察・評価方法……………豊泉泰洋　　8

手・手指に発生する腫瘍の診断に対する超音波診断装置の有用性について各論を読む前の総論的な部分を簡潔に記載した．初心者がすぐに実践できるよう準備する際の一助にしていただきたい．

MRI による手・指・爪の腫瘍の診断……………………………福田　誠ほか　17

手指に発生した比較的小さな腫瘍や，腱鞘線維腫，結節性筋膜炎など発生頻度の少ない疾患は，MRI のみの画像診断は非特異的であり，臨床症状も考慮しながら慎重な判断が必要である．

疾患編

腱滑膜巨細胞腫の診断と治療………………………………………能登公俊　30

腱滑膜巨細胞腫は手指によくみられる腫瘍であるが，再発率が高く治療に難渋する症例も経験する．手術に際して注意する点について症例を提示しながら述べた．

手関節および手のガングリオン……………………………………金谷耕平　37

ガングリオンは診断も容易でありほとんどが保存的に治療される．不適切な切除により再発リスクがあることに留意する．

粘液囊腫：ヘバーデン結節に併発するガングリオン…………………菅野百合ほか　47

粘液囊腫はヘバーデン結節に併発するガングリオンである．当院では保存的にはステロイド関節内注射を行い，手術では骨棘と関節包を切除する．後爪郭症例には囊腫切除し dorsolateral finger flap で閉創する．

◆編集顧問／栗原邦弘　中島龍夫
　　　　　百束比古　光嶋　勲
◆編集主幹／上田晃一　大慈弥裕之　小川　令

【ぺパーズ】
PEPARS No.149/2019.5◆目次

手指のグロムス腫瘍‥‥‥‥‥‥‥‥‥‥‥‥‥‥‥‥‥‥‥‥‥‥‥末吉　遊ほか　**54**
　　　手指のグロムス腫瘍は極めて小さい腫瘍であり爪床下の発生が多い．顕微鏡下に
　　　手術を行い，取り残しがないように切除し，爪床を愛護的に扱い，縫合し修復す
　　　ることで爪甲の術後変形を予防する．

手指の血管腫・血管奇形の外科治療‥‥‥‥‥‥‥‥‥‥‥‥‥‥成島三長ほか　**62**
　　　手指の血管奇形の外科治療の適応は，非常に判断が難しい．切除と再建について
　　　ガイドラインから個人的な考えまで含めて述べる．

脈管奇形の IVR 治療‥‥‥‥‥‥‥‥‥‥‥‥‥‥‥‥‥‥‥‥‥大須賀慶悟ほか　**71**
　　　手の静脈奇形や動静脈奇形（AVM）など脈管奇形に対する IVR（画像下治療）の実
　　　際について概説する．

手指内軟骨腫‥‥‥‥‥‥‥‥‥‥‥‥‥‥‥‥‥‥‥‥‥‥‥‥‥岡本秀貴ほか　**77**
　　　手指内軟骨腫に対する診断・治療について述べた．鏡視下掻爬術の治療成績は良
　　　好であり，内軟骨腫治療の標準として定着することを期待している．

神経鞘腫‥‥‥‥‥‥‥‥‥‥‥‥‥‥‥‥‥‥‥‥‥‥‥‥‥‥‥横田淳司　**86**
　　　手部神経鞘腫は典型的な症状・所見を示さないことが多い．MRI は T2 強調像で
　　　の等，高信号の織りなす“模様”に着目し診断する．手術に際し術後の神経脱落症
　　　状を十分に説明し，顕微鏡下に核出術を行う．

ライターズファイル‥‥‥‥‥‥‥‥‥‥‥‥前付 3
Key words index‥‥‥‥‥‥‥‥‥‥‥‥前付 2
PEPARS　バックナンバー一覧‥‥‥‥‥96〜97
PEPARS　次号予告‥‥‥‥‥‥‥‥‥‥98

「PEPARS®」とは Perspective Essential Plastic
Aesthetic Reconstructive Surgery の頭文字よ
り構成される造語．

前付 5

グラフィック リンパ浮腫診断

新刊

―医療・看護の現場で役立つケーススタディ―

著者　**前川二郎**(横浜市立大学形成外科　主任教授)

リンパ浮腫治療の第一人者、前川二郎の長年の経験から、厳選された41症例の診断・治療の過程をSPECT-CTリンパシンチグラフィをはじめとする豊富な写真で辿りました。併せて患者さんの職業や既往など、診断や治療において気を付けなければならないポイントを掲載！
是非お手に取りください！

2019年4月発売　オールカラー　B5判　144頁　定価（本体価格6,800円＋税）

主な目次

I　リンパ浮腫の診断
II　リンパ浮腫の治療
III　リンパ浮腫のケーススタディ

下肢、下腹部、陰部
- 続発性／婦人科がん（軽症例/中等症例/重症例/抗菌薬の長期投与例など11例）
- 続発性／直腸がん（1例）
- 続発性／前立腺がん（1例）
- 続発性／皮膚悪性腫瘍（象皮例など2例）
- 原発性／先天性（2例）
- 原発性／早発性（2例）
- 原発性／遅発性（中等症4例）

上肢
- 続発性／乳がん（中等症例/重症例/神経障害例/抗がん剤影響例など5例）
- 原発性／先天性（1例）
- 原発性／早発性（1例）
- 原発性／遅発性（中等症/アトピー性皮膚炎合併例など2例）

その他の浮腫・リンパ浮腫
- 続発性／特殊部位（上眼瞼）
- 混合型脈管形態異常（クリッペル・トレノニー・ウェーバー症候群など）
- 脂肪吸引経験例
- トンプソン手術例
- 内分泌疾患による浮腫（バセドウ病）
- 静脈性浮腫
- 脂肪浮腫

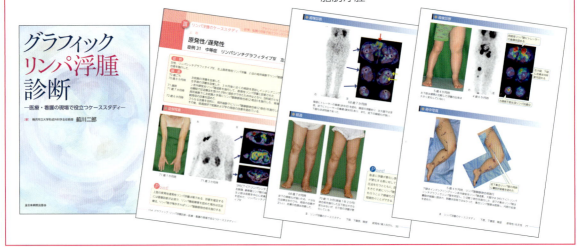

全日本病院出版会　〒113-0033　東京都文京区本郷3-16-4　Tel:03-5689-5989
www.zenniti.com　Fax:03-5689-8030

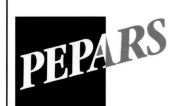

◆特集/手・指・爪の腫瘍の診断と治療戦略
総論
手・指・爪の腫瘍とは

多田 薫*

Key Words：軟部腫瘍(soft tissue tumor), 骨腫瘍(bone tumor), 良性腫瘍(benign tumor), 悪性腫瘍(malignant tumor), 診断(diagnosis), 生検(biopsy), 不適切切除(unplanned excision)

Abstract 手・指・爪は，あらゆる組織からあらゆる腫瘍が発生する．全身に発生する腫瘍と比較すると，手・指・爪に発生する軟部腫瘍は腱滑膜巨細胞腫の頻度が高くなっており，骨腫瘍では内軟骨腫の頻度が高くなっている．また全身に発生する腫瘍に比べ頻度は低いが，手・指・爪に発生する腫瘍の数%は悪性腫瘍である．
　確定診断のための生検には切除生検，針生検，切開生検の3種類があり，腫瘍の大きさや局在，画像所見に応じて選択する．特に急速な増大傾向を示す腫瘍や画像所見が非典型的な腫瘍は，悪性腫瘍の可能性を考慮し，まず針生検や切開生検を行うべきである．手・指・爪の腫瘍は表在性であることが多く簡単に考えられがちだが，画像検査などの術前評価を行わずに腫瘍切除を行う"不適切切除"は厳に慎まねばならない．

はじめに

　手・指・爪の腫瘍は皮膚，皮下組織，筋，腱，神経，血管，骨など，あらゆる組織から発生する[1]．臨床所見や画像検査から容易に診断できる腫瘍もあれば，確定診断のために生検を要する腫瘍も存在する．また大部分は良性腫瘍だが，数%は悪性腫瘍である点に注意が必要である．本稿では手・指・爪の腫瘍について，分類や疫学，診断や生検の方法など総論的事項を紹介する．

分　類

　軟部腫瘍，骨腫瘍の分類方法としては組織発生学的な観点から分類されたWHO(World Health Organization)分類が広く用いられており，軟部腫瘍は約140種類，骨腫瘍は約60種類に分類されている[2]．なおWHO分類は2013年に改訂されており，これまで腱鞘巨細胞腫(giant cell tumor of tendon sheath)，色素性絨毛結節性滑膜炎(pigmented villonodular synovitis)と診断されてきた腫瘍が，腱滑膜巨細胞腫(tenosynovial giant cell tumor)というカテゴリーに統一された点に注意して頂きたい．腱滑膜巨細胞腫は限局型(localized type)とびまん型(diffuse type)の2つに分類されており，手指発生例の多くは限局型に区分される[3]．

疫　学

　日本整形外科学会の骨・軟部腫瘍委員会では，全国の主要施設における軟部腫瘍例および骨腫瘍例を登録した全国骨・軟部腫瘍登録一覧表という骨・軟部腫瘍に関する日本最大のデータベースを作成している[4]．登録一覧表から手・指・爪の腫瘍の発生頻度について紹介する．
　2006年から2015年の10年間で，手・指・爪(登

---

* Kaoru TADA, 〒920-8641　金沢市宝町13-1　金沢大学医学部整形外科，助教

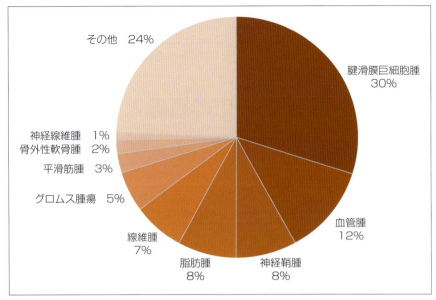

図 1. 手の軟部腫瘍の発生頻度
（全国骨・軟部腫瘍登録一覧表 2015 より改変し引用）

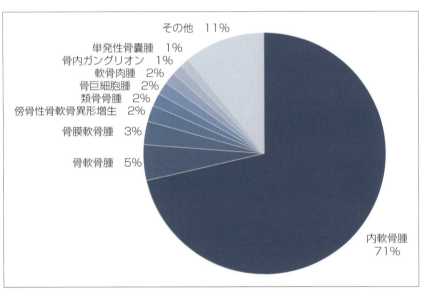

図 2. 手の骨腫瘍の発生頻度
（全国骨・軟部腫瘍登録一覧表 2015 より改変し引用）

録一覧表では「手」に発生した軟部腫瘍は 3,954 例登録されており，腱滑膜巨細胞腫(30%)，血管腫(12%)，神経鞘腫(8%)，脂肪腫(8%)，線維腫(7%)，グロムス腫瘍(5%)，平滑筋腫(3%)，骨外性軟骨腫(2%)，神経線維腫(1%)，その他(24%)の順になっており(図 1)，悪性腫瘍は 170 例(4.3%)となっていた．手・指・爪(登録一覧表では「手根骨・中手骨・指骨」)に発生した骨腫瘍は 2,509 例登録されており，内軟骨腫(71%)，骨軟骨腫(5%)，骨膜軟骨腫(3%)，傍骨性骨軟骨異形増生(2%)，類骨骨腫(2%)，骨巨細胞腫(2%)，軟骨肉腫(2%)，骨内ガングリオン(1%)，単発性骨嚢腫(1%)，その他(11%)の順になっており(図 2)，悪性腫瘍は 81 例(3.2%)となっていた．

一方，全身に発生した軟部腫瘍は 47,852 例登録されており，脂肪腫(24%)，神経鞘腫(12%)，脂

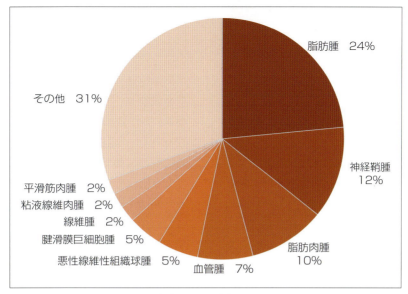

図 3. 全身の軟部腫瘍の発生頻度
（全国骨・軟部腫瘍登録一覧表 2015 より改変し引用）

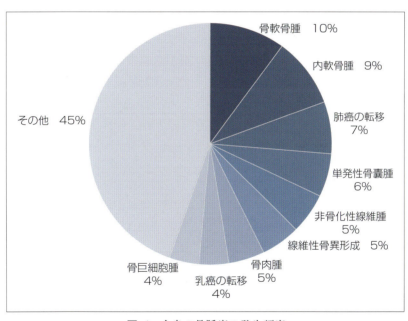

図 4. 全身の骨腫瘍の発生頻度
（全国骨・軟部腫瘍登録一覧表 2015 より改変し引用）

肪肉腫（10％），血管腫（7％），悪性線維性組織球腫（5％），腱滑膜巨細胞腫（5％），線維腫（2％），粘液線維肉腫（2％），平滑筋肉腫（2％），その他（31％）の順になっており（図3），悪性腫瘍は13,429例（28.1％）となっていた．全身に発生した骨腫瘍は38,196例登録されており，骨軟骨腫（10％），内軟骨腫（9％），肺癌の転移（7％），単発性骨囊腫（6％），非骨化性線維腫（5％），線維性骨異形成（5％），骨肉腫（5％），乳癌の転移（4％），骨巨細胞腫（4％），その他（45％）の順になっており（図4），悪性腫瘍は16,413例（43.0％）となっていた．

以上の結果から，手・指・爪の軟部腫瘍は全身と同様に脂肪腫，神経鞘腫，血管腫の発生頻度が高いが，全身に比べ腱滑膜巨細胞腫の発生頻度が高くなっていること，手・指・爪の骨腫瘍は全身に比べ内軟骨腫の発生頻度が極端に高くなってい

ることがわかる．また，手・指・爪における悪性腫瘍の発生頻度は全身における悪性腫瘍の発生頻度の約1/10と少ないが，数％に悪性腫瘍が発生していることがわかる．

なお，1989年から2015年に当科で手術加療を行った手・指・爪の腫瘍は軟部腫瘍128例，骨腫瘍71例であり，軟部腫瘍128例のうち悪性腫瘍は13例（10.2％），骨腫瘍71例のうち悪性腫瘍は4例（5.6％）となっていた．大学病院という特性から悪性腫瘍の発生頻度が高くなっていたと考えられるが，登録一覧表の結果からも，手・指・爪における悪性腫瘍は比較的少ないが決して稀ではないことに留意して頂きたい．

診　断

手・指・爪の軟部腫瘍，骨腫瘍例が来院された場合，まず問診を行い身体所見，画像所見について評価を行う．

問診では家族歴や腫瘍の増大速度，症状の有無などの情報を聴取する．家族歴のある腫瘍としては神経線維腫症などが挙げられる．腫瘍の急激な増大を認める場合は悪性腫瘍を疑うが，滑膜肉腫など増大速度が比較的緩徐な悪性腫瘍も存在するため注意が必要である[5]．手・指・爪の腫瘍は無症候性であることが多いが，グロムス腫瘍，神経鞘腫，pacinian hyperplasiaや類骨骨腫は疼痛を伴うことが多い．

身体所見では腫瘍の局在や外観，大きさや硬さなどについて評価する．特徴的な外観を呈する腫瘍として血管腫やグロムス腫瘍が挙げられる．血管腫は青色調の軟らかい腫瘤として触れ，大きさが変化することがあるのが特徴である．爪床に発生したグロムス腫瘍は爪下に青色調の腫瘤として透見されることが多い．触診上，柔らかく可動性を有する腫瘍は脂肪腫や血管腫などの良性腫瘍であることが多い．

単純X線やCTでは腫瘍の局在や骨への浸潤，石灰化の有無を評価できる．内軟骨腫や類骨骨腫は骨幹部に発生することが多く，骨軟骨腫や骨巨細胞腫は骨端に発生することが多い．石灰化を認める腫瘍としては，血管腫や脂肪腫，軟部軟骨腫，滑膜肉腫や脂肪肉腫，骨肉腫や軟骨肉腫などが挙げられる．なお骨化性筋炎や石灰沈着性腱炎，腫瘍状石灰化症や強皮症などの非腫瘍性疾患においても石灰化を認めることがあるため，鑑別を要する．特に骨腫瘍においては，単純X線やCTから多くの情報が得られる．内軟骨腫は単純X線では境界明瞭な骨透瞭像と，骨皮質の菲薄化や膨隆，時に病的骨折を認める．骨軟骨腫は単純X線では骨端周囲の隆起性病変が特徴的である．類骨骨腫は単純X線やCTで反応性の骨硬化巣に囲まれた骨透瞭像（nidus）を認める．骨巨細胞腫は単純X線ではsoap bubble appearanceと呼ばれる嚢胞状の骨透瞭像を呈する．軟骨肉腫や骨肉腫などの悪性腫瘍では，単純X線で骨硬化や骨破壊，骨膜反応を認める．

MRIやエコーでは腫瘍の性状に加え，腫瘍の局在や周囲への浸潤について評価することが可能である．軟部腫瘍については，脂肪腫はT1強調画像，T2強調画像ともに脂肪と同様の高信号を呈し，脂肪抑制像では低信号を呈する．神経鞘腫および神経線維腫は，MRIにおいて細胞成分の少ない外層がT2強調画像で高信号，血流が豊富な内層がT2強調画像で低信号を呈するtarget signを認めることがある．またMRIやエコーでは腫瘍に連続する神経束（entering and exiting nerve sign）を認めることがあり，いずれも神経原性腫瘍を疑う所見となる．腱滑膜巨細胞腫はヘモジデリンの沈着を反映してT1強調画像，T2強調画像ともに低信号となることが多い．一方，上述した脂肪腫や神経原性腫瘍，腱滑膜巨細胞腫以外の軟部腫瘍はT1強調画像で低信号，T2強調画像で高信号を呈することが多いため，MRIによる質的な診断は難しいことが多い[6]．なお神経鞘腫，腱滑膜巨細胞腫，血管腫，グロムス腫瘍は造影効果が高い腫瘍として知られている．

骨腫瘍については，内軟骨腫はT1強調画像で低信号，T2強調画像で高信号を呈し，骨軟骨腫は

隆起部から腫瘍先端に存在する軟骨帽(cartilage cap)がT2強調画像で高信号を呈する. 類骨骨腫でみられる nidus も T2強調画像で高信号を呈する.

MRIで非典型的な所見を認める場合は, 骨シンチグラフィーやPETなどの追加検査が望ましい. なお, エコーの空間分解能はMRIよりも高く, グロムス腫瘍のような爪下の小さな腫瘍もパワードプラーで血流が豊富な腫瘍として検出することが可能である.

生 検

問診と身体所見, 画像所見から鑑別診断を挙げた後は, 確定診断を目的とした生検を行う. 生検には, 切除生検(excisional biopsy), 針生検(needle biopsy), 切開生検(incisional biopsy)の3種類が存在する.

切除生検とは, 確定診断を兼ねて一期的に腫瘍を摘出する方法である. この方法は腫瘍が悪性であった場合に腫瘍細胞を播種してしまうという問題があり, 適応には十分注意が必要である. 切除生検の適応は, ① 2～3 cm よりも小さく針生検や切開生検を行えない, ②腫瘍が皮下に存在する, ③腫瘍が神経血管束とは離れている, ④MRIなどの画像検査が行われている, という条件が揃っている場合とされている[7]. 具体的には, ガングリオンや脂肪腫, 神経鞘腫, 血管腫, グロムス腫瘍などの良性軟部腫瘍や, 内軟骨腫, 骨軟骨腫, 類骨骨腫などの良性骨腫瘍を強く疑う場合, 切除生検の適応となり得る.

針生検, 切開生検は, 腫瘍を摘出する前に確定診断をつける目的で腫瘍の一部を採取する方法である. 針生検は局所麻酔下に外来で施行できる簡便な方法だが, 採取できる組織が少なく, ある程度大きな腫瘍でないと実施できないという欠点がある. また, 手・指・爪においては神経血管束が腫瘍の近傍を走行していることが多いため, 針生検は困難なことが多い. 一方, 切開生検は手術室などでそれ相応の準備が必要となるが, 直視下に十分な量の組織を採取できるという利点がある. 当科においては, 腫瘍が2～3 cm よりも小さい, または腫瘍が神経血管束と隣接しており針生検を行えない例において, 画像検査では悪性腫瘍を否定できない場合に切開生検を行っている.

一般的に切開生検を行う場合, 皮膚切開は四肢長軸に沿って入れるのが原則である. また, 進入経路は神経血管束の近傍を避け, 筋間ではなく筋内に設定する必要がある. さらに, ドレーンは皮膚切開上, あるいはその延長線上から出し, 縫合針はなるべく幅を狭く掛ける必要がある[7]. 以上の操作を行うことで, 生検に伴う腫瘍細胞による汚染範囲を小さくし, 悪性腫瘍であると診断された場合でも安全な外科的切除縁を確保して追加広範切除術を行うことが可能となる. 手・指・爪の腫瘍に関しては皮線が存在し長軸に沿った皮膚切開を入れることが難しいため, ジグザグ皮切の一部を利用して切開生検を行えばよい.

なお, 生検を行う医師と最終的に腫瘍切除術を行う医師は同一であるべきという考えから, 悪性腫瘍が疑わしい場合は生検を含めて専門施設での治療を依頼するのが妥当であるとする報告が多い[8)9].

不適切切除

画像検査や生検などの術前評価を行わずに, 切除縁に配慮せず腫瘍切除を行う行為は不適切切除(unplanned excision)と呼ばれ[10], 近年問題視されている. Mazzini らは上肢の腫瘍例, 表在性の腫瘍例, サイズの小さな腫瘍例において不適切切除の発生頻度が高いと報告しており, 脂肪腫や血腫と判断した腫瘍が切除標本で脂肪肉腫や滑膜肉腫などと診断されたパターンが典型的だとしている[11]. また, 不適切切除例では半数近くに腫瘍の取り残しが認められたとの報告[12]も存在する. 腫瘍の再発リスクを上げるだけでなく, 本来温存し得た正常組織を含めた追加広範切除が必要となり患肢機能の低下につながる可能性もあるため, 不適切切除は厳に慎まねばならない.

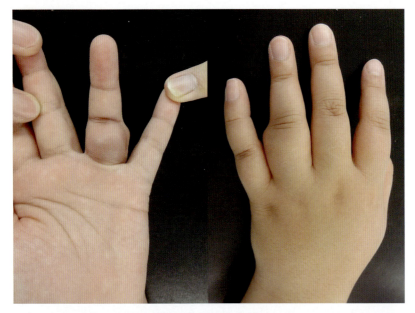

図 5.
当院初診時
環指基部に軟部腫瘍を認めた.

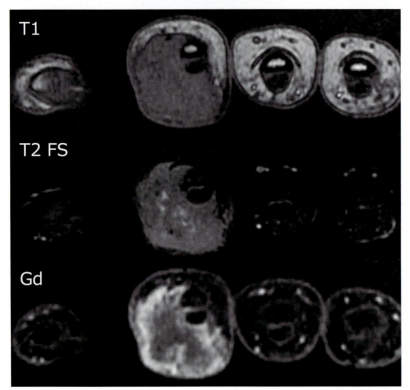

図 6.
MRI 画像
T1 強調画像で低信号, T2 強調画像で等信号の造影効果を有する腫瘍を認めた.

症例供覧

本稿の最後に教訓的な 1 例を供覧する.
11 歳, 女児.
左環指基部に発生した無症候性の軟部腫瘍例である(図 5). MRI では T1 強調画像で低信号, T2 強調画像で等信号の造影効果を有する腫瘍を認め た(図 6). 神経血管束は腫瘍内に巻き込まれており, 長軸方向にも浸潤傾向が強い腫瘍であった. 悪性腫瘍が疑われたため切開生検を行ったところ, 紡錘形細胞からなる低悪性度の腫瘍と診断された. その後家人ともよく相談の上, 腫瘍の辺縁切除術を行い 6 コースの術後化学療法を施行した. 術後 6 年の現在, 腫瘍の再発は認めず機能的

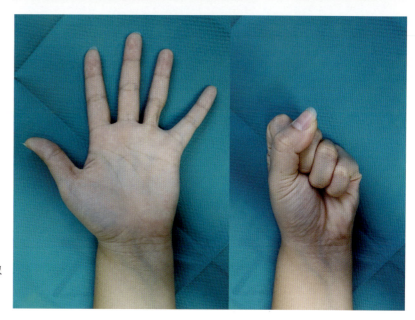

図 7.
術後 6 年の現在，腫瘍の再発は認めず機能的な問題も認めていない．

な問題も認めていない(図 7)．

おわりに

手・指・爪における悪性腫瘍は比較的少ないが決して稀ではない．大部分は良性腫瘍だからと楽観視せず，万が一の可能性を考えて治療計画を立てるべきである．診断があいまいな状況下の切除生検や，画像検査などの術前評価を行わずに腫瘍切除を行う不適切切除は厳に慎まねばならない．

参考文献

1) 津下健哉：手の腫瘍．手の外科の実際．初版．504-519，南江堂，1965.
2) Fletcher, C. D. M., et al.：WHO Classification of Tumours of Soft Tissue and Bone. 4th ed. Lyon, IARC, 2013.
3) 池田和夫：【他科に学ぶ形成外科に必要な知識―四肢・軟部組織編―】比較的よく遭遇する上肢の皮下腫瘍―腱滑膜巨細胞腫と神経鞘腫―．PEPARS. 121：34-40，2017.
4) 日本整形外科学会骨・軟部腫瘍委員会／国立がん研究センター(編)：全国骨・軟部腫瘍登録一覧表，2015.
5) 白井寿治ほか：表在性軟部腫瘍の診断・治療 整形外科的アプローチ．京府医大誌．125：371-377，2016.
6) 小林宏人：【外来でよく診る手外科疾患】手の軟部腫瘍と鑑別診断．MB Orthop. 29(11)：50-57，2016.
7) 日本整形外科学会診療ガイドライン委員会・軟部腫瘍診療ガイドライン策定委員会編：軟部腫瘍診療ガイドライン 2012．南江堂，2012.
8) Hsu, C. S., et al.：Tumours of the hand. Lancet Oncol. 8：157-166, 2007.
   Summary 手の腫瘍に関する review．軟部腫瘍の 15％が，骨腫瘍の 6％が手に発生すると報告している．
9) 園淵和明ほか：手，前腕原発の悪性骨軟部腫瘍の検討．日手会誌．34：1014-1018，2018.
10) Giuliano, A. E., et al.：The rationale for planned reoperation after unplanned total excision of soft-tissue sarcomas. J Clin Oncol. 3：1344-1348, 1985.
    Summary "Unplanned excision"について初めて報告した論文である．
11) Pretell-Mazzini, J., et al.：Unplanned excision of soft-tissue sarcomas：current concepts for management and prognosis. J Bone Joint Surg Am. 97：597-603, 2015.
    Summary 不適切切除に関する review．「悪性の可能性がある腫瘍に対するアプローチについて周知徹底することが，不適切切除を予防する最善の方法である」と述べている．
12) Qureshi, Y. A., et al.：Unplanned excision of soft tissue sarcoma results in increased rates of local recurrence despite full further oncological treatment. Ann Surg Oncol. 19：871-877, 2012.
    Summary 不適切切除が行われた軟部肉腫例の 48％に腫瘍の遺残が認められたことなど，不適切切除の問題点について報告している．

◆特集/手・指・爪の腫瘍の診断と治療戦略
診断・鑑別編

エコーによる手・手指・爪に発生する腫瘍の観察・評価方法

豊泉　泰洋*

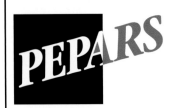

Key Words：超音波(ultrasonography)，手(hand)，手指(finger)，腫瘍(tumor)

Abstract　手・手指に発生する腫瘍は手作業などの際に気になるということで，有痛・無痛に限らず形成外科・整形外科・皮膚科などにまたがり受診する．超音波診断装置は腫瘍に対して安価で即時性があり有用であるが，設定や使い方を間違えると観察不十分になり誤診になりかねないので適正条件で使用することが大切である．手指指節関節は関節構造が小さいのに可動域が大きく発生領域によっては使用プローブ・緩衝材の使用などの工夫が必要である．装置の設定や検査記録を適切に行い operator-dependent と言われないような検査精度を確保したい．また術前診断として執刀前に腫瘍位置，血流，周辺組織との関連などの情報を手にすることができる．症例によっては超音波診断に固執するのではなく他の modality も併用することで誤診率を減らすように工夫することが大切である．

　手・手指・爪に発生する腫瘍および腫瘍類似疾患は全体のそれの約 12.8% と言われており，そのうち悪性軟部腫瘍の報告は 2.5～8.5% と報告されている[1)～3)]．多くは幸い良性であることが多い．腫瘍によるわずかな張り感や疼痛および腫瘤・異物感でも仕事・作業の妨げとなり受診機会となる．これも"手という器官"の特殊性に起因するものと考えられる．

　今回本誌の特集テーマである腫瘍の多くに対して，体表エコーは非侵襲的で簡便かつリアルタイムにその患者の主訴に起因するもの(対象物)を見ることができるツールであるということは間違いない．また operator-dependent と言われがちなエコーだが，殊に手指・手関節腫瘍において，小径の mass を描出するのは high resolution コイルや磁場条件の整わない MRI よりも分解能が高く有利となることもある．疾患の特異的所見を把握するには，まさにもってこいである．しかし「実際に診察室でどのようにしてエコーを診療に用いたらよいのかわからない」という医師も多いのではないだろうか．そこで本誌後方の各論で様々な腫瘍および腫瘍類似疾患に対するエコー検査の報告があると思われるが，その理解を深め実践できる体制にしておけるように，本稿では初心者向けにまずエコーを使用する前の準備と対象物をうまく描出する方法，走査・設定方法・記録の記載方法について解説する．手外科領域となる本領域では形成外科医，整形外科医，皮膚科医が多く使用するものと考える．極力簡便に説明していきたい．

超音波診断装置とプローブ

　最近では MRI や CT などに代表される異なる modality のものと fusion してエコー検査を行うことができる装置や立体画像を構築できる機種，造影剤を使用した検査ができる，いわゆるハイエンドマシンと，ノートパソコン型の小型機，体表領域使用目的の汎用中型機，タブレット型や手のひ

---

* Yasuhiro TOYOIZUMI, 〒184-0011　小金井市東町 4-37-26　東小金井さくらクリニック整形外科

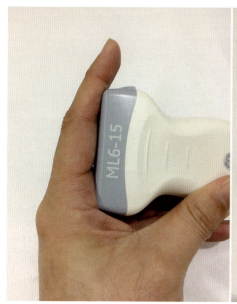 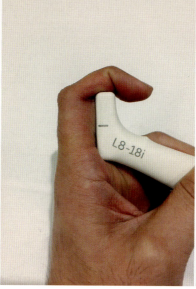 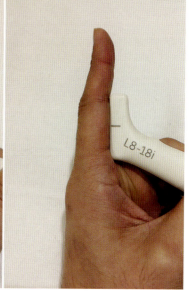

a|b|c

図 1.
a：従来のコンベックスプローブでは長径が大きく指節関節の動的観察は困難
b，c：ホッケースティック型プローブではヘッドが小さいのでプローブと指の間に間隙ができにくく動的観察も可能

らサイズの携帯型など，多種多様な機種が認可・販売されている．それぞれの施設や使用する医師の専門領域やニーズによって選択することがよいものと思われるが，今回のテーマである手領域を観察する目的としては安価な汎用型のノートパソコン型や中型機で十分である．プローブは12 MHz 程度の体表領域用の高周波リニアプローブがよい．手指領域にできる腫瘍はやはり皮下腫瘤も含めると非常に浅いところに存在することが多い．適さない装置を使用することで見逃しにもつながることを考えると，しっかりと合致した装置を使用していただきたい．

手指の特徴の1つに狭い距離で大きく動く関節（PIP 関節など）が近いということがある．メーカーによってはこのような部位に観察しやすいホッケースティック型プローブをラインナップしている（図 1）．腫瘍の位置などで使い分けていただきたい．

検　査

1．走査体位とうまい描出方法

手指を走査するにあたり筆者は点滴用手台などを使用し，患者にリラックスした状態で検査が受

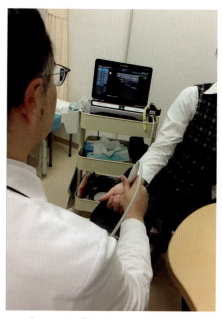

図 2．プローブに集中するのではなく，自分と画面の間に検査対象が一直線上になるようにした方がよい．

けられるように努めている．目線はプローブではなく画面に行くようにした方がよい（図 2）．

プローブの持ち方によって描出する画像の質が異なってくるので重要である．なるべく超音波ビームが対象物に対し垂直に入るように注意す

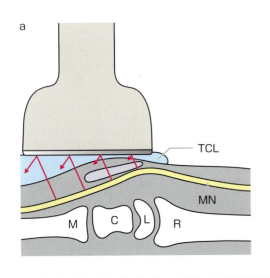
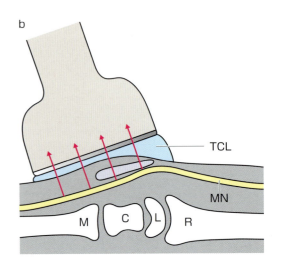

図 3. 手根部手掌側の長軸走査で正中神経や屈筋腱を観察したい時，a のように観察対象物に対して水平に近い状態であるとプローブが超音波を受けることができず（赤矢印），画像としてとらえることができない．ゼリーをたっぷりと塗付し，b のように対象物と同じ傾きができるように観察するとよい．
M：中手骨，C：有頭骨，L：月状骨，R：橈骨，MN：正中神経，TCL：横手根靱帯

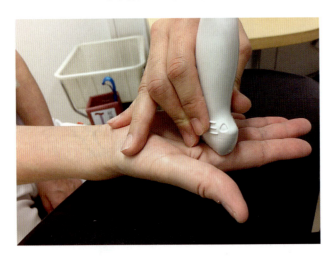

図 4.
プローブを指すべてで保持するのではなく，尺側指で体表に安定させ観察すると小さな対象物も逃さないで観察可能である．

る．例えば手根管の長軸走査などでは屈筋腱や正中神経は近位から遠位に向かい深度を増すように走行することより少し遠位に向かいプローブを傾斜する必要があることがある．つまり体表に垂直であることと見たい組織（上述のケースで言えば屈筋腱や正中神経）は平行に走行しているわけではないということである．この時に決して軟部組織を押し付けるのではなく，ゼリーをたっぷりと使用しゼリーの層のなかで傾斜したような状態に

できるとプローブ圧迫による間違った病態評価にならない（図 3）．また観察ポイントが定まった際には小指と手関節を固定点とし，ぶれないように努める（図 4）．手指の腫瘤の中には数 mm サイズのとても小さなものがあり，プローブを安定させないと観察は難しい．
　超音波の画像は反射波で構築されるのでプローブでいかに反射波をとらえているかがクリアな像を得るためには大切である．見落とし防止のため

には，ゼリーは面倒がらずにたっぷりと使用すると鮮明な画像が得やすい．特に指の掌側は指節間皮線などの隆起があり少量のゼリーではすぐに空隙形成してしまう．画像が欠けたらゼリーをつける癖をつけるとよい．ゼリーの層を意識して平行移動したり回転させたりしていただきたい．緩衝材を使用するのもうまく描出する方法の1つである．プローブ先端に緩衝材をアタッチメントとして装着できる機種も存在する(図5)．

他にも患者の協力が得られるならば浅水浴下で観察することも指などの可動域が大きくプローブが浮いてしまう時は有用であると筆者は考える[4]．

エコーガイド下に腫瘍の穿刺手技を行う際には非利き手側でプローブを持ち，利き手側で穿刺する．患者の不安などで安静が保ちにくい場合はベッドで臥床してもらい肩・肘がリラックスできるようにするのも観察のみの時とは違う配慮の1つと考える．

2．描出ルール

基本的には日本超音波医学会に準じた表示方法とする．プローブの片方の側面に突起もしくは溝のタテ線がある．これが検査画面のブランドマークやメーカーマークがある側と一致する(図6)．

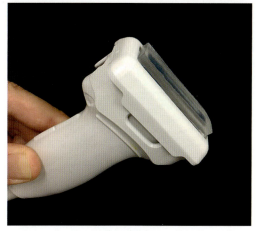

図5．プローブに緩衝材をアタッチメントとしてはめ込むことができるものもある．(写真は日立メディコ社製 ARIETTA Prologue®)

長軸走査において通常画面左側は近位側，右が遠位側になるように表示する．短軸走査においては例えば右上肢の場合，画面に向かって左が被検者の外側，画面向かって右が被検者の内側となる．

3．装置設定の目安

現在の汎用機を使用するならば装置の設定にあまり気を配る必要はなくなってきた．かなりクリアな画像がさほど苦労しないで得られるようになっている．筋肉，血管，四肢末梢など観察したい領域に対しプリセットボタンがありそれを選択

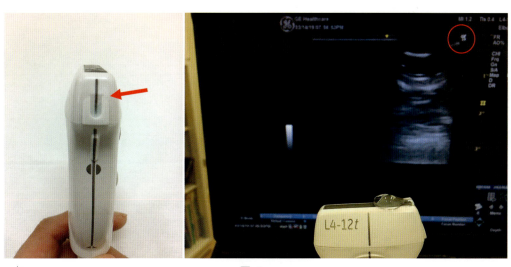

a | b

図6．
a：➡：プローブの側面に溝もしくはスリットがある．
b：溝のある側にのみゼリーを乗せる．ゼリーを付けた側が画面の右側であることが触らずにわかる．○印は機械のメーカーサイン(GEというメーカーロゴが検査画面内にある．)

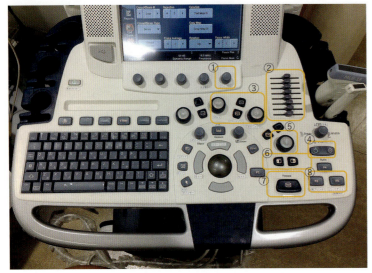

図 7.
① フォーカスダイヤル
② 輝度調整スライドスイッチ
③ カラードプラー・パワードプラー・パルスドップラー
④ 視野深度ボタン
⑤ ゲイン・Bモードボタン
⑥ 2画面ボタン
⑦ フリーズボタン
⑧ 画像記録ボタン
装置により配置や形状は異なる．

することで適した画像描出条件の設定を得ることができる機種も多く存在する．それぞれの機種により様々な機能や調整の仕方があるので詳しくは取り扱いマニュアルを参照していただきたい．設定に関してそれほど精通する必要はないと考える．しかし，他科と共同使用する機器などで，思うように観察できていないと判断した時に自分で条件設定ができるような知識は必要と考える．おすすめはメーカーの技術者に「手関節・指」用の条件設定をしてもらいボタン1つで使えるようにするとよい．汎用機以上の高機能エコーでは多くのスイッチがある（図7）．今回は最低限のセットアップとして知っておいていただきたい主の項目について説明する．なおモバイル型などでは細かく調整できないものもある．

ゲイン（Gain）：超音波画像は生体内において音響インピーダンスの異なる境界面で反射した信号をプローブで拾い，電気的に増幅して画像化したものである．この増幅具合を決めるのがこの機能である．ゲインが高すぎると画像全体は白くなりすぎ，高エコーのものが見づらくなる．自分好みの設定にするとよい．

視野深度（Depth）：今回の手指領域ではターゲットがかなり浅い部分にあるので，一番浅い条件に設定しなければ観察しづらい．同時に画面の中では拡大したようになるはずである．

フォーカス（Focus）：文字どおり焦点である．

超音波のビームはフォーカスポイントを過ぎた時に極端に広がっていくことで分解能が著明に低下する．つまりフォーカスは対象物より浅く設定することは避け，ターゲットの下端あたりにあるのがよい．

ほか，画面を止める「フリーズ（Freeze）」，一度フリーズした直前の静止画像を呼び出す「シネ操作（Cine）」，画像を保存する「ストア（Store）」ボタンがある．

炎症の評価や血流有無・血流の方向が評価できるカラードップラーモード（プローブに向かう血流を赤色，遠ざかる血流を青色で示す），画面を2面にすることができる2画面ボタン，大きさや周径の測定ができるツールボタンなども多くの機器で設定されている．

4．エコー所見の記載方法

エコーの弱点の1つに再現性が低いことがある．単純X線写真などと異なり保存された画像を後から見ても検者以外はわからないこともある．現場にいなかった者に対し正確な情報を残すということが，後日大切になってくる．

記載項目は①腫瘤径，②形状（整・不正），③境界（平滑，粗雑，不明瞭），④内部エコーの有無と度合（無・低・等・高），⑤音響効果（後方エコー，外側陰影），⑥血流などである．

図 8.
爪の長軸像
爪甲・爪床はエコーでよく観察できる．図の上端から爪甲までエコーフリーな距離があることがわかる．プローブから爪甲まで間隙剤を使用し距離をとることでより鮮明な画像が得られる．たっぷりとゼリーを使用しても良い．
点矢印：DIP 関節
三角：爪母
矢印：爪甲長
破線：末節骨背側

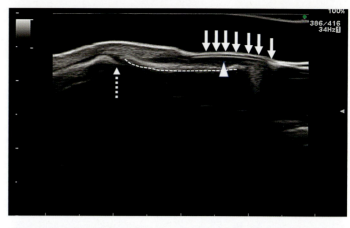

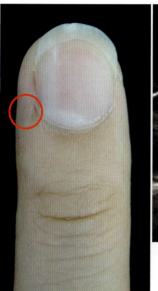

長軸像

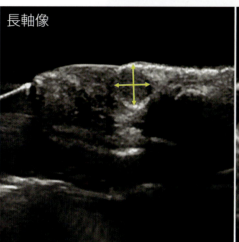

短軸像

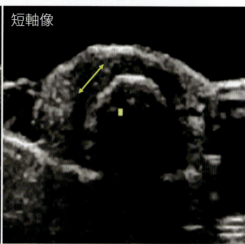

図 9.
29 歳，女性．左中指．グロムス腫瘍
約 4 年継続する疼痛で受診．エコー長軸像と短軸像を示す．術前にもエコーで切開高位を決め側正中切開で摘出した．
○印：自発痛・圧痛部位
両端矢印：腫瘍径を示す．
太矢印：術中グロムス腫瘍所見

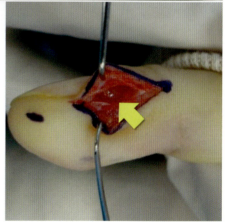

部位別腫瘍性病変の特徴

1．爪（図 8，9）

爪甲は超音波を強く反射してしまい爪母・爪床は観察できないのではないかと考えてしまうが，実際は爪母・爪床の観察は可能である．爪甲下に発生したグロムス腫瘍などは極小のものもあり分解能の高い現在のエコーで評価することが可能である．エコーを見ながらペン先などで小さな腫瘍を圧しながら疼痛を確認することは非常に有用である．またドップラーが使えることも有用である[5]．グロムス腫瘍は非常に小さいことがあるので手術の際の切開進入経路を同定する時の一助にもなる．

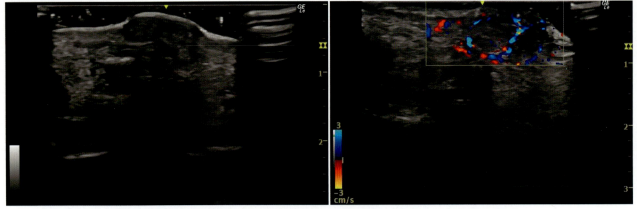

図 10. 70歳，男性．右示指中節部遠位橈側腫瘤．周囲発赤を伴う痛風結節
内部エコーを認め，ドプラー信号があり，周囲に炎症を合併していることがわかる．

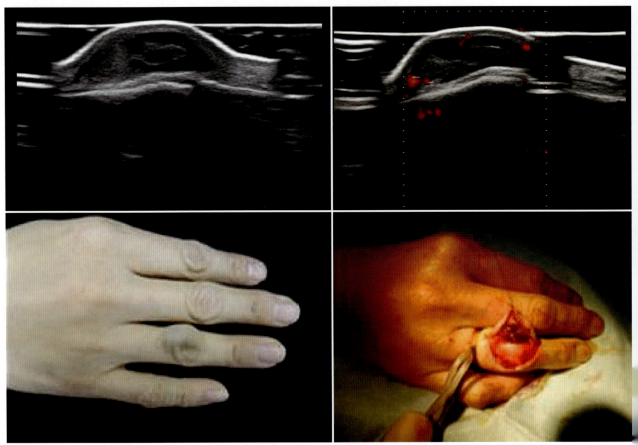

図 11. 41歳，女性．右環指背側軟部腫瘍．Intravascular papillary endothelial hyperplasia. 元々あった静脈血管腫に続発した血管内皮の過形成性増生の状態
a：腫瘤内部に一部カリフラワー状を呈し，腫瘤内部で重力に応じ揺れるように動く高エコー領域を認めた．
b：内部に規則的拍動を有さないドプラー効果が観察された．
c：体表写真
d：術中写真

a	b
c	d

2．手　指（図10, 11）

手指部に特に特徴的な腫瘍というものはなく多彩である．主なものに腱鞘ガングリオン・腱鞘・腱鞘巨細胞腫・ヘバーデン結節に伴うmucus cyst・グロムス腫瘍・血管腫・線維腫・痛風結節などがある．指節骨の高エコーで観察される骨輪郭不整像に内軟骨腫であることがある．異物に伴う肉芽腫もあるので病歴聴取が大切である．六角らは腱鞘巨細胞腫が最も多く次いで類上皮嚢腫，線維腫，血管腫などが多いと報告している[6]．

3．手　部

手部にも様々な腫瘍を形成する．手掌にできる典型的なものとしてDupuytren's拘縮がある．ほか類上皮腫・石灰化上皮腫・異物による肉芽腫，血管腫，神経鞘腫・動静脈奇形・脂肪腫などがある[2)3)]．

4．手関節

頻度の高いものとして手関節背側ガングリオン（オカルトガングリオン）がある．穿刺時に後骨間神経を刺さないようにエコー下に穿刺を行うのも有用である．ほか脂肪腫・痛風結節・RAやOAに伴う滑膜炎の軟部腫瘍様膨隆，結晶性関節炎の滑膜炎などがある．Accesory muscleにも注意が必要である．

局在を限定せずに言及するとすれば，手部に発生する腫瘍のうち約60％は単純性嚢腫という報告がある[7)8)]．エコーでの所見は非常に特徴的である．典型例としては境界明瞭な低エコーの腫瘍で後方増強エコーが観察される（図12）．時に中隔が観察されることがあり多胞性であることがある．内部にドップラーは認めない．この単純性嚢腫以外である時に悩まされるので後述するように様々な情報が重要になってくる．臨床的には嚢腫形成に伴う神経圧迫症状がないかエコーで評価することが保存療法とするか外科的療法にするか方針の決定に重要となってくる．

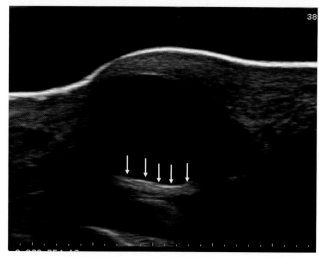

図 12．境界明瞭な低エコーに後方エコーの増強（矢印）がみられる．プローブを微細に動かし観察すると管（duct）も観察されることがある．本症例は穿刺しガングリオンと確認された．

手術を計画することに利用する

エコー検査によって腫瘍と隣接する組織との関連を把握することができる．神経・脈管系・腱鞘・爪床・爪母との関連は我々外科医に非常に重要な情報を与えてくれる．腫瘍浸潤などが疑われるならMRIや造影剤使用MRIも積極的に検査すべきであると考える．MRIとエコーを併用することで腫瘍の術前診断の正診率が向上する可能性があると福田らは報告している[9]．良悪性の判断に関して，確定的なエコー所見というものはない．Giovagnorioらは異常な血流信号が観察できることで診断が可能と述べている[10]．園淵らは急速拡大とは限らない，腫瘍の拡大傾向のあるものが悪性腫瘍の特徴的な所見であったと報告している[11]．

実際に手・手指・爪に発生する腫瘍にエコーをする前の心構え

多くの臨床家は，当然だが，これから自分がエコーをあてる対象物に関して臨床症状や経緯を判断し，おおよその目安をつけていくことが多いと思われる．また腫瘍により二次的に神経障害や疼痛が起こるケースも手領域に多いことは既知の通りである．これはなにより過去の報告や経験で手の中でも発生する部位や疼痛のタイプなどで腫瘍

の種類がある程度候補が絞られることが多いから
と思われる．先入観をもって検査に臨むのは各種
バイアスが入り決して望ましいことではないが，
情報のないまま行う検査も空虚である．そのため
にはエコーに限らず単純 X 線や必要に応じて
MRI 検査も躊躇してはならないし，また我々臨床
家は患者のために常に学習して手部に発生する腫
瘍に関する情報を取り入れていくことも重要と考
える．さっと使用できるエコーを今後もどんどん
使用していっていただきたい．

参考文献

1) 有島善也ほか：上肢の悪性軟部腫瘍症例の検討.
   日手会誌. **27**：148-152，2010.
2) 小林宏人ほか：手の腫瘍—40 年間の症例検討—.
   日手会誌. **19**：776-779，2002.
3) 細川　哲ほか：手の腫瘍症例の検討．日手会誌.
   23：637-640，2006.
4) 豊泉泰洋：手外科領域における超音波診断装置の
   利用．MB Med Reha. **216**：41-46，2017.
5) Chen, S. H., et al.：The use of ultrasonography in preoperative localization of digital glomus tumors. Plast Reconstr Surg. **112**(1)：115-119, 2003.
6) 六角智之ほか：手指に発生した軟部腫瘍の術前診断．日手会誌. **23**：637-640，2006.
7) Calberg, G.：Synovial cysts of the wrist and hand. Acta Orthop Belg. **43**(2)：212-232, 1977.
8) Angelides, A. C., Wallace, P. F.：The dorsal ganglion of the wrist：its pathogenesis, gross and microscopic anatomy, and surgical treatment. J Hand Surg Am. **1**：228-235, 1976.
9) 福田　誠ほか：上肢軟部腫瘍における MRI 検査の意義．日手会誌. **32**：718-722，2016.
10) Giovagnorio, F., Andreoli, C.：Color Doppler sonography of focal lesions of the skin and subcutaneous tissue. J Ultrasound Med. **18**：89-93, 1999.
11) 園淵和明ほか：手前腕原発の悪性骨軟部腫瘍の検討．日手会誌. **34**：1014-1018，2018.

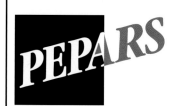

◆特集/手・指・爪の腫瘍の診断と治療戦略
診断・鑑別編

MRI による手・指・爪の腫瘍の診断

福田　誠[*1]　日高典昭[*2]　山中清孝[*3]　青野勝成[*4]

Key Words：手(hand)，指(finger)，爪(nail)，腫瘍(tumor)，magnetic resonance imaging；MRI，診断(diagnosis)

Abstract　日常診療で遭遇することが比較的多く，かつ手の部位に好発する軟部腫瘍のMRI所見を解説する．Glomus 腫瘍，粘液嚢腫は T1 強調像で低〜等信号，T2 強調像で高信号を呈し，ケラトアカントーマは X 線検査で隣接する骨に cup-shaped erosion がみられ，T1 強調像で等信号，T2 強調像で低〜高信号の混在がみられる．腱鞘巨細胞腫，腱鞘線維腫は T1，T2 強調像とも低信号を呈することが多く，神経鞘腫は T1 強調像で低信号，T2 強調像で高信号を呈する．類表皮嚢腫は T1 強調像で低信号，T2 強調像で高信号の内部に脱落物の存在を示す低信号巣が散在する．血管平滑筋腫は T1 強調像で低信号，T2 強調像で不均一に高信号を呈する．結節性筋膜炎は T1 強調像で等〜軽度高信号を呈し，T2 強調像では等〜高信号を呈する．しかし手指に発生した，比較的小さな腫瘍や発生頻度の少ない疾患は MRI のみの画像診断は非特異的であり，臨床症状も考慮しながら慎重な判断が必要である．

はじめに

　手に発生する軟部腫瘍は，ほとんどが良性疾患でサイズも小さいことから，術前にMRIを施行することなく手術が行われることが少なくない．軟部腫瘍に対する MRI 検査の役割としては，① 軟部腫瘍の存在の確認，② 良悪性を含めた腫瘍の質的な診断，③ 腫瘍の拡がりの評価，④ 腫瘍再発時の評価の補助などが考えられるが，一般にMRI所見のみで軟部腫瘍の質的診断をすることは困難とされている．しかし，手に発生する軟部腫瘍は，部位によって好発する腫瘍が限られていることから，ある程度の診断の見込みは可能であることが多く，術前に腫瘍の種類やその拡がりが把握できれば，手術のプランニングやインフォームドコンセントにおいても意義深い．本稿では，そのように省略されてしまうことの多いMRI検査に重点を置き，日常診療で遭遇することが比較的多く，かつ手の部位に好発する軟部腫瘍のMRI所見を解説する．また筆者らの調査に基づいて，MRIによる術前診断の信頼性とその注意点についても述べる．

手・指・爪の軟部腫瘍における MRI の信頼性とその意義

　上肢の軟部腫瘍のうち，術前にMRI検査を施行し，放射線科医の読影所見があり，かつ，手術により組織を採取し，病理組織学的に診断が確定した症例を対象としてMRIによる術前診断の信頼

[*1] Makoto FUKUDA，〒592-8555　堺市西区浜寺船尾町東 4 丁目 244 番地　馬場記念病院整形外科，副部長
[*2] Noriaki HIDAKA，〒534-0021　大阪市都島区都島本通 2-13-22　大阪市立総合医療センター整形外科，部長
[*3] Kiyotaka YAMANAKA，同，医長
[*4] Masanari AONO，同，担当部長

性について調査した[1].

術前の MRI 所見による放射線科医の診断と病理診断が一致した割合は，脂肪腫 100%，神経鞘腫 79%，Glomus 腫瘍 75%，類表皮嚢腫 71%，ガングリオン 67%，腱鞘巨細胞腫 65% で，脂肪腫では高く，腱鞘巨細胞腫では低かった.

腱鞘巨細胞腫は他の腫瘍を腱鞘巨細胞腫と診断される傾向が高いことを示しており，具体的には類表皮嚢腫，腱鞘線維腫，血管平滑筋腫などが腱鞘巨細胞と画像診断されていた．腱鞘巨細胞腫の MRI 所見の典型例は T1，T2 強調像とも不均一な低信号を呈する．さらにヘモジデリンの沈着量に反映して T1 強調像でやや明るめの等信号，T2 強調像で不均一な等信号もしくは強い低信号となるため，多様な所見を呈しやすい．線維成分の多い線維腫でも T1，T2 強調像とも低信号を示し，類似した所見を示すため，MRI にて腱鞘巨細胞腫と診断されている場合があった．また，ヘモジデリン沈着を感度よく検出できる T2*強調像では，腱鞘線維腫との鑑別には有効と考えられるが，ヘモジデリンを含有しない場合は腱鞘線維腫との鑑別が困難となる[2].

ガングリオンも MRI の画像診断の一致した割合が低かった．これは神経鞘腫や類表皮嚢腫をガングリオンと診断していたためで，神経鞘腫でも粘液変性が強くて細胞成分の少ない Antoni B の比率が高いような場合は，T2 強調像で強い高信号を呈するためと考えられる．したがって，MRI 診断がガングリオンであった場合でも神経鞘腫との鑑別は不可欠であり，放散痛や神経症状の有無を確認し，疑わしい時は超音波検査で神経束との連続性[3]や，カラードップラーでの血流[4]を調べる必要がある．それでも確認が困難であれば，神経鞘腫では造影で増強されるため，造影 MRI 検査を行うとよい．さらに術中では神経血管束との位置関係を慎重に確認することも必要である．

それぞれの腫瘍の MRI の画像診断と，術後の病理組織学的な確定診断による正診率は，ガングリオン 100%，脂肪腫 95%，腱鞘巨細胞腫 77%，神経鞘腫 65%，類表皮嚢腫 45%，血管腫 40% で，血管平滑筋腫 25%（1/4），腱鞘線維腫 17%（1/6），結節性筋膜炎 0%（0/3）などが低かった．正診率が低い腫瘍は，発生頻度が少ない腫瘍であり，臨床所見を参考にできない放射線科医には画像のみの診断は困難と思われる．しかし，臨床医にとっては，血管平滑筋腫であれば疼痛の有無，結節性筋膜炎であれば急速な増大や局所熱感といった情報を含めて考えることによって，ある程度診断をしぼることは可能であろう．

また部位ごとの MRI 検査の正診率をみると，手が 51%，前腕が 83%，上腕が 75% で，手における正診率は他部位に比べて低かった．手に発生したものはサイズが小さいため，特徴的な所見が得られにくく[5]，他の腫瘍との鑑別が困難になるものと考えられた．このことは神経鞘腫で顕著にみられ，前腕，上腕に発生した神経鞘腫の正診率は 83% と高かったが，手指に発生した場合は 20% と有意に低かった．

以上のことから，手指に発生した小さな腫瘍や，発生頻度の少ない疾患は，MRI だけでの診断は困難であるため，経過や臨床所見も考慮しながら慎重な鑑別診断が必要と考えられる．

各部位に好発する軟部腫瘍の MRI 所見

1．爪下・指尖部

爪下や指尖部に好発する腫瘍は限られているため，比較的診断を推測しやすい．指尖部周囲の小さな腫瘍の場合は，小口径の局所コイルを用いて，撮像範囲（field of view：FOV）を絞っての撮像が適している[6].

A．Glomus 腫瘍

T1 強調像 境界明瞭で，低〜等信号を呈する（図 1-a）.

T2 強調像 高信号．脂肪抑制 T2 強調像でも著明な高信号を呈するため，腫瘍の存在・拡がりの確認を行いやすい（図 1-b，c）.

造影 MRI 早期から著明な増強効果がみられる.

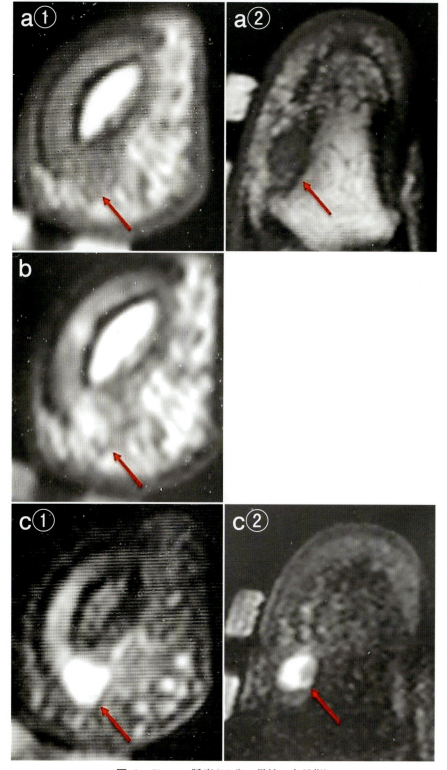

図 1. Glomus 腫瘍(52 歳,男性.右母指)
a:MRI T1 強調横断像(①),冠状断像(②).低信号の病変がみられる(矢印).
b:MRI T2 強調横断像.高信号の病変がみられる(矢印).
c:MRI 脂肪抑制 T2 強調横断像(①),冠状断像(②).著明な高信号を呈しているため,腫瘍の存在・拡がりの確認を行いやすい(矢印).

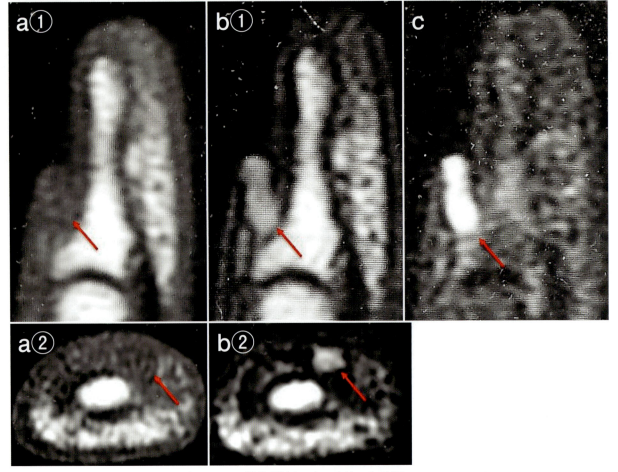

図 2. 粘液嚢腫(60 歳, 女性. 左示指)
a：MRI T1 強調矢状断像(①), 横断像(②). 低信号の病変がみられる(矢印).
b：MRI T2 強調矢状断像(①), 横断像(②). 境界明瞭な高信号の病変がみられる(矢印).
c：MRI 脂肪抑制 T2 強調矢状断像. 著明な高信号の病変がみられる(矢印).

B．粘液嚢腫

① ganglion type：DIP 関節上に生じて, 関節との茎が存在する. 変形性関節症との関連があり, 粘液嚢腫の 80％がこの type である.
② myxomatous type：線維芽細胞の増殖により過度のヒアルロン酸の生成に伴った局所の化生により生じ, DIP 関節とのつながりがない.
③ 爪母の深部から発生する稀な type
の 3 つに分類される[7)8)].

T1 強調像 内部は均一で, 筋肉より低から等信号を呈する(図 2-a).

T2 強調像 高信号を呈する(図 2-b, c).

造影 MRI 辺縁や隔壁の線維性成分のみ造影される.

C．ケラトアカントーマ

小さな丘疹として初発するが, 数週間で急速に増大し, 一定の大きさまで増大した後は, 中心部から角化をきたして大きな角栓を入れ, 噴火口状の外観をとる(keratin-filled crater). 数か月のうちに自然消退し, 後に瘢痕を残す[9)]. 爪下に生じた場合(図 3-a, b)は, 他の部位と違って自然消退しにくいと報告されている[10)].

X 線検査では, 隣接する骨に cup-shaped erosion がみられるが, 硬化や骨膜反応はみられない[11)](図 3-c).

T1 強調像 等信号を呈する(図 3-d).

T2 強調像 低～高信号の混在がみられる(図 3-e).

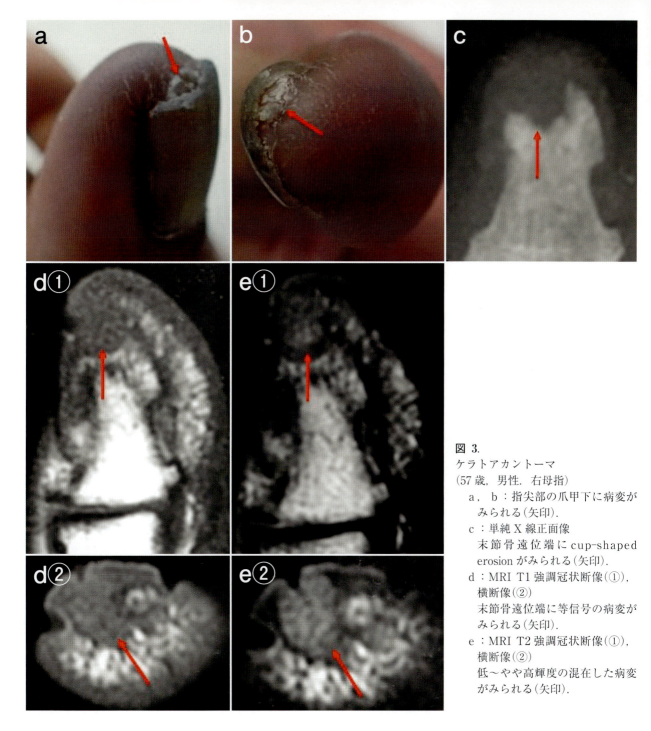

図 3.
ケラトアカントーマ
(57 歳, 男性. 右母指)
　a, b：指尖部の爪甲下に病変が
　　　みられる(矢印).
　c：単純 X 線正面像
　　　末節骨遠位端に cup-shaped
　　　erosion がみられる(矢印).
　d：MRI T1 強調冠状断像(①),
　　　横断像(②)
　　　末節骨遠位端に等信号の病変が
　　　みられる(矢印).
　e：MRI T2 強調冠状断像(①),
　　　横断像(②)
　　　低〜やや高輝度の混在した病変
　　　がみられる(矢印).

造影 MRI　中央は造影されず薄い辺縁の造影がみられるが，これは周囲組織の炎症所見を反映したものと考えられる[7]．

画像所見だけでは，squamous cell carcinoma (SCC) との鑑別は困難であるが，SCC の方が高齢に発症し成長が緩慢なため慢性炎症に似た傾向がみられる[7]．治療としては，自然消退し得るため経過観察のみで待ってもよい．しかし，SCC との鑑別には最終的に病理診断が必要であるため，可能であれば切除生検もしくは部分生検を考慮する．

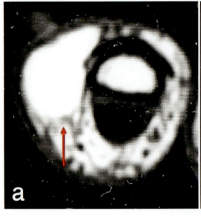
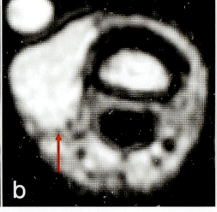
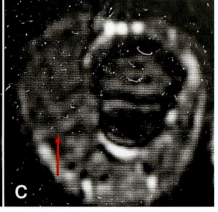

図 4. 脂肪腫(63 歳，男性．右中指)
a：MRI T1 強調横断像．境界明瞭な高信号の病変がみられる(矢印)．
b：MRI T2 強調横断像．境界明瞭な高信号の病変がみられる(矢印)．
c：MRI 脂肪抑制 T2 強調横断像．病変の信号は抑制されている(矢印)．

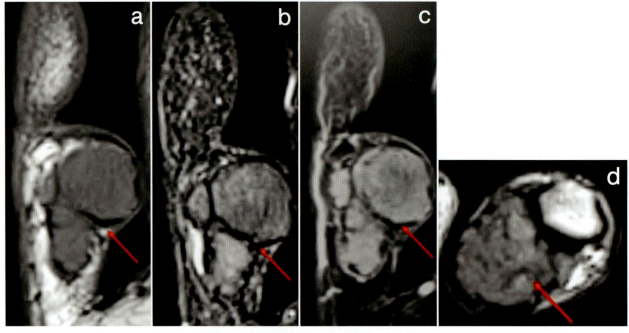

図 5. 腱鞘巨細胞腫(37 歳，女性．左小指)
a：MRI T1 強調冠状断像．低信号の病変がみられる(矢印)．
b：MRI 脂肪抑制 T2 強調冠状断像．低～淡い高信号が混在し，より不均一である(矢印)．
c：MRI 脂肪抑制造影 T1 強調冠状断像．比較的均一な信号の増強がみられる(矢印)．
d：MRI T2 強調横断像．低～淡い高信号が混在している(矢印)．

2．指・手

A．ガングリオン

手の腫瘍類似病変の中では最も頻度が高い．

T1 強調像 筋肉とほぼ等しいか，もしくはわずかに低信号を呈する．

T2 強調像 高信号を呈する．

造影 MRI 被膜が増強される．

B．脂肪腫

手ではほとんどは母指球，小指球，手掌中央に発生する[12]．

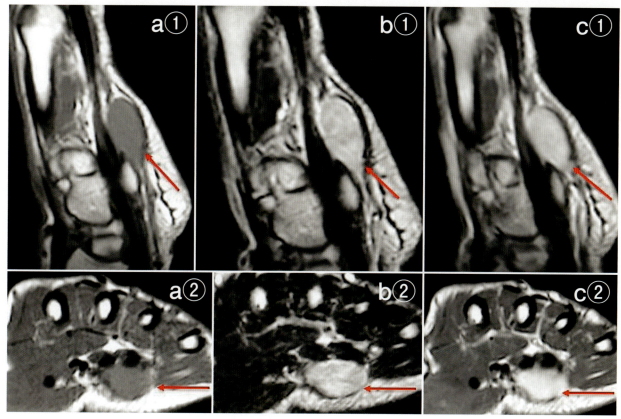

図 6. 神経鞘腫（64歳, 男性. 右手）
a：MRI T1 強調矢状断像（①）, 横断像（②）. 筋肉とほぼ等しい信号の病変がみられる（矢印）.
b：MRI T2 強調矢状断像（①）, 横断像（②）. やや内部不均一な高信号の病変がみられる（矢印）.
c：MRI 造影 T1 強調矢状断像（①）, 横断像（②）. 増強効果がみられる（矢印）.

T1 強調像 高信号を呈する（図 4-a）.
T2 強調像 高信号を呈する. 脂肪抑制 T2 強調像で抑制される（図 4-b, c）.
造影 MRI 増強効果はみられない.
線維性の隔壁がみられることがある. 壊死, 線維化, 出血といった所見が見られた場合は liposarcoma が示唆される.

C. 腱鞘巨細胞腫
手指に好発（約 85％）する[13].
T1 強調像 低信号を呈するが, ヘモジデリンの沈着によってはやや明るめの等信号（図 5-a）.
T2 強調像 内部信号は不均一で, ヘモジデリンの沈着を反映した低信号を呈するが, 古くなって泡沫細胞が増多すると高信号を呈する（図 5-b, d）. ヘモジデリン沈着が少ない場合は, 非特異的な信号パターンになるため, 指の腱に沿った腫瘤をみた場合は, T2 強調像で低信号でなくても本疾患は否定できない[14].
造影 MRI 血流は豊富で, 造影される（図 5-c）.

D. 神経鞘腫
T1 強調像 筋肉とほぼ等しい, もしくはわずかに低信号を呈する（図 6-a）.
T2 強調像 高信号を呈する（図 6-b）.
造影 MRI 造影される（図 6-c）.

細胞成分を多く含む充実性の Antoni A type と細胞密度が粗でムコ多糖類を多く含み粘液状の Antoni B type の領域に分けられ, それらの領域の割合によって, 内部の信号パターンは異なる. 前者は T2 強調像で比較的低信号を呈し, よく造影されるのに対し, 後者は T2 強調像で高信号を呈し, 造影されない. 神経鞘腫に特徴的な所見として, split fat sign と target sign があり, 前者は, T1 強調像にて連続する神経束を取り巻く円錐形の脂肪組織を両側に伴う像で, 筋間発生を示唆

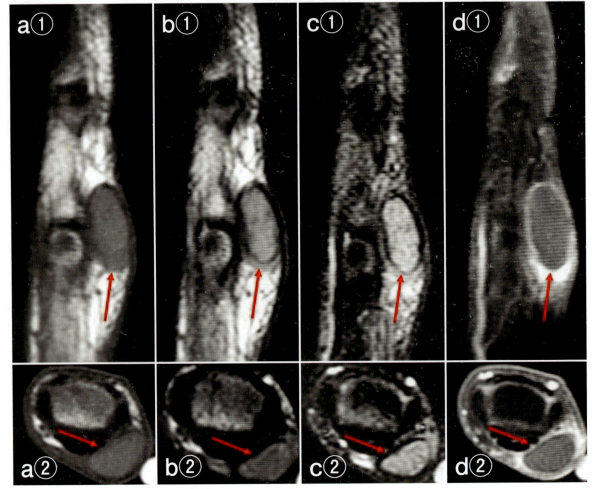

図 7. 類表皮嚢腫(27 歳, 男性. 右中指)
a：MRI T1 強調矢状断像(①), 横断像(②). 筋肉と同程度もしくはやや高信号を呈する病変がみられる(矢印).
b：MRI T2 強調矢状断像(①), 横断像(②). 高信号の内部に脱落物の存在を示す低信号巣が散在する(矢印).
c：MRI 脂肪抑制 T2 強調矢状断像(①), 横断像(②). T2 強調像の所見がより顕著である(矢印).
d：MRI 脂肪抑制造影 T1 強調矢状断像(①), 横断像(②). 被膜の増強効果がみられる(矢印).

する所見である. 後者は T2 強調像にて, 中央が低信号, 周囲が高信号の所見で, 粘液腫様成分が細胞成分を取り囲んでいる像である. ただし末梢の細い神経から発生したものでは, これらの特徴はとらえられにくい.

E. 類表皮嚢腫

真皮内に陥入した表皮あるいは毛包漏斗部由来の上皮成分が増殖し, 角質に富む内容物を含んだ嚢腫を形成したものである.

T1 強調像 蛋白成分に富む内容物を反映して筋肉と同程度もしくはやや高信号を呈する(図 7-a).

T2 強調像 高信号の内部に脱落物の存在を示す低信号巣が散在するのが特徴[6]である(図 7-b, c).

造影 MRI 被膜は造影される. ガングリオンの嚢腫壁よりは厚く造影される[15](図 7-d).

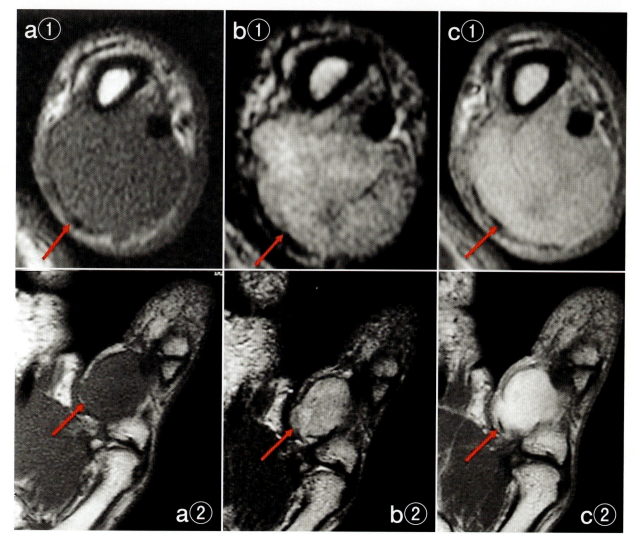

図 8．線維腫（34 歳，男性．左母指）
a：MRI T1 強調横断像（①），冠状断像（②）．筋肉とほぼ等しい信号の病変がみられる（矢印）．
b：MRI T2 強調横断像（①），冠状断像（②）．やや高信号を呈しているため，比較的早期である可能性が考えられる（矢印）．
c：MRI 造影 T1 強調横断像（①），冠状断像（②）．増強効果がみられる（矢印）．

F．腱鞘線維腫

線維芽細胞が増殖し，膠原線維の増生がみられる．膠原線維は自由水に乏しいため，T1・T2 強調像とも低信号となる．

T1 強調像　低信号を呈する（図 8-a）．

T2 強調像　低信号を呈する．ただし早期の線維化は未熟な線維芽細胞を含み，血管増生や浮腫を伴うため，T2 強調像で高信号を呈する．したがって，病変の時期により T2 強調像での信号強度は様々なことがある[16]（図 8-b）．

造影 MRI　密な膠原線維成分以外は一般的には造影されるため，膠原線維の量により造影の程度は様々である[17]（図 8-c）．

G．血管平滑筋腫

皮下の動脈もしくは静脈の中膜から発生する．上肢に発生するすべての軟部腫瘍のうちの 1％以下である[18]．中年女性の下肢に生じやすいが，上肢発生は男性に多く，半数以上の例で疼痛をきた

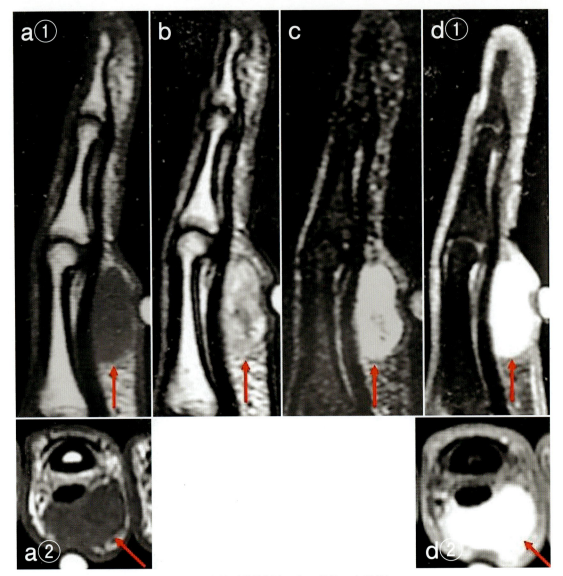

図 9. 血管平滑筋腫（53 歳，男性．左環指）
a：MRI T1 強調矢状断像（①），横断像（②）．筋肉とほぼ等しい信号の病変がみられる（矢印）．
b：MRI T2 強調矢状断像．不均一な高信号を呈している（矢印）．
c：MRI 脂肪抑制 T2 強調矢状断像．T2 強調像よりさらに高信号を呈している（矢印）．
d：MRI 脂肪抑制造影 T1 強調矢状断像（①），横断像（②）．増強効果がみられる（矢印）．

す[19]ため，疼痛を訴える場合に考慮しなければならない腫瘍の 1 つである．

T1 強調像 筋肉とほぼ等しい信号を呈する（図 9-a）．

T2 強調像 不均一に高信号を呈する（図 9-b, c）．

造影 MRI 均一に増強される（図 9-d）．

H．いわゆる"血管腫"

従来，「血管腫」と呼ばれた病変は ISSVA（International Society for the Study of Vascular Anomalies）分類では「血管奇形」とされており，真の腫瘍性病変ではない．しかし，本稿の目的は分類の詳細ではなく，その画像所見を記載することなので「いわゆる血管腫」と表記することとする．脂肪組織のような血管成分以外の構成物が種々の割合で混在しているため，画像所見は様々であるが[20]，手術所見と同様に berry 様の分葉状を呈するのが特徴である．

T1 強調像 筋肉と等信号〜軽度高信号．血管

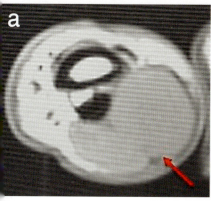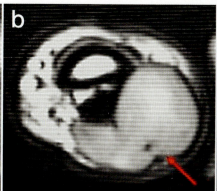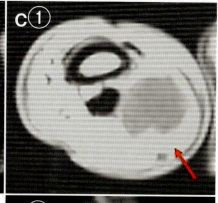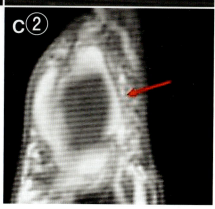

図 10.
結節性筋膜炎
（34 歳，男性．右小指）
　a：MRI T1 強調横断像
　　等信号の病変がみられる（矢印）．
　b：MRI T2 強調横断像
　　等信号からやや高信号を呈している（矢印）．
　c：MRI 造影 T1 強調横断像（①），矢状断像（②）
　　周囲に増強効果がみられる（矢印）．

周囲に脂肪成分を含むと T1 強調像で脂肪と同じ信号を示す部分がある．

T2 強調像　緩慢な血流は高信号，早い血流は無信号となり，flow-void と呼ばれる．それらが混在しているため，不均一な高信号を呈する．内腔に T2 強調像で低信号の静脈石を有することがある．

造影 MRI　造影されるが，中央部もしくは辺縁だけが造影される場合もある[21]．

サイズの小さい場合は，脂肪が含まれず，非典型的な所見を呈することがあり，T1・T2 強調像で均一にみられる．特に nail bed に発生したものは，Glomus 腫瘍や血管平滑筋腫と類似している場合もある[21]．

I．結節性筋膜炎

本症は上肢（約 48％），特に前腕掌側の皮下に好発する非腫瘍性増殖性病変で，20～40 歳代に好発する[22]．その病因としては，外傷，ホルモン因子の関与，炎症性反応など諸説あり，未だ不明であるが，最近の報告では ubiquitin-specific protease（USP6）遺伝子の関連が報告されている[23]．また，手に発生した場合は，他の部位に比べて外傷との関連性が高いという報告もある[24]．比較的急速に増大する有痛性腫瘤を形成するのが特徴で，皮下，筋膜，筋肉内いずれにも発生し得る．筋膜に生じた場合は，これに沿うようにして進展するため，周囲筋膜に沿った増強効果が見られるのが特徴的所見とされる（"fascial tail sign"）．手，指の発生は約 2％ 以下と稀とされているが[25]，外来で時に遭遇する．指よりは手掌発生例の方が報告は多い[26]．結節性筋膜炎はほとんどが自然に消退していくため，診断がつけば，経過をみることが一般的である．

T1 強調像　等～軽度高信号を呈する（図 10-a）．
T2 強調像　等～高信号を呈する（図 10-b）．

病変の主に占める組織の成分に基づいて myxoid, cellular, fibrous の 3 つの亜型に分類され，それぞれの亜型は，病変の時期および発生部位との関連が指摘されている．すなわち，早期であれば粘液性で，病期が経過するほど細胞性，線維性へと変化していくと考えられている．また，皮下病変は粘液性が多く，比較的早期の傾向があり，深部の病変はより大きくて古いため，細胞性また

は線維性の傾向が強いと考えられている[22]．よって病変の時期により MRI の所見は異なる．

造影 MRI 均一に増強される場合と辺縁部のみ増強効果がみられる場合がある[27]（図 10-c）．

まとめ

手指に好発する軟部腫瘍，腫瘍類似疾患の MRI 所見について述べた．比較的小さな腫瘍や発生頻度の低い疾患は MRI だけでの診断は困難であるが，最初から切除すると当然ながら，その MRI の画像診断の症例蓄積もなくなってしまう．手指に好発する腫瘍は比較的限られているため，それぞれの MRI 所見を理解しておくことは診断・治療において重要であり，さらに臨床所見も考慮することにより診断精度は高められ，日常診療においてより有益であると考える．

参考文献

1) 福田　誠ほか：上肢軟部腫瘤における MRI 検査の意義．日手会誌．**32**：1-5，2016．
2) 青木　純ほか．腫瘍．骨軟部の MRI．杉本英治編．p199-215，メジカルビュー社，2000．
3) Gracia, J., Bianchi, S.：Diagnostic imaging of tumors of the hand and wrist. Eur Radiol. **11**：1470-1482, 2001.
   Summary　手，手関節に生じやすい骨軟部腫瘍の画像所見について述べられている．
4) Karansdorf, M. J., et al.：Imaging of Soft tissue tumors. 2nd ed. Philadelphia. p328-380, Lippincott Williams & Wilkins, 2006.
   Summary　個々の軟部腫瘍の特徴や画像所見が詳細に述べられている．
5) 若杉琢磨ほか．上肢発生の軟部腫瘍例の検討～MRI 所見を中心として～．日手会誌．**26**：423-426，2010．
6) 藤本　肇：【症状からアプローチする画像診断：知っておいてほしい CT/MRI 所見】四肢軟部腫瘤．臨床画像．**29**：213-217，2013．
   Summary　四肢の軟部腫瘤の画像診断について簡潔にまとめられている．
7) Baek, H. J., et al.：Subungual tumors：clinicopathologic correlation with US and MR imaging findings. Radiographics. **30**(6)：1621-1636, 2010.

Summary　良性・悪性も含めた爪下の腫瘍の特徴，所見について述べられている．
8) 清水　宏：21 章　皮膚の良性腫瘍．H．線維組織系腫瘍．あたらしい皮膚科学　第 3 版．p436，中山書店，2018．
9) 清水　宏：22 章　皮膚の悪性腫瘍．A．表皮・毛包系腫瘍．あたらしい皮膚科学　第 3 版．p453-454，中山書店，2018．
10) Stoll, D. M., Ackerman, A. B.：Subungual keratoacanthoma. Am J Dermatopathol. **2**：265-271, 1980.
    Summary　爪下のケラトアカントーマの症例報告とレビュー．
11) Choi, J. H., et al.：Subungual keratoacanthoma：ultrasound and magnetic resonance imaging findings. Skeletal Radiol. **36**(8)：769-772, 2007.
    Summary　爪下のケラトアカントーマの超音波と MRI 所見について報告されている．
12) Peh, W. C., et al.：Pictorial review：magnetic resonance imaging of benign soft tissue masses of the hand and wrist. Clin Radiol. **50**(8)：519-525, 1995.
    Summary　手，手関節の発生しやすい軟部腫瘍の MRI 所見について簡潔に述べられている．
13) 川口　哲，和田卓郎：腱鞘巨細胞腫．最新整形外科学大系 20　骨・軟部腫瘍および関連疾患．吉川秀樹編．p366-368，中山書店，2006．
14) 藤本　肇：section 3．診断のチェックポイント B．MR 診断　5．出血/ヘモジデリン．軟部腫瘍の MRI．青木隆敏編．p183-188，南江堂，2016．
    Summary　軟部腫瘍の MRI 所見について詳細にわかりやすく述べられている．
15) 小林宏人：【外来でよく診る手外科疾患】手の軟部腫瘍と鑑別診断．MB Orthop. **29**(11)：50-57，2016．
16) 藤本　肇：section 3．診断のチェックポイント B．MR 診断　4．膠原線維成分を探す．軟部腫瘍の MRI．青木隆敏編．p175-182，南江堂，2016．
17) Horcajadas, A. B., et al.：Ultrasound and MR findings in tumor and tumor-like lesions of the fingers. Eur Radiol. **13**：672-685, 2003.
    Summary　局所解剖の所見を含めて，指に生じやすい軟部腫瘍の超音波所見および MRI 所見について述べられている．
18) Houdek, M. T., et al.：Angioleiomyoma of the upper extremity. J Hand Surg Am. **38**：1579-1583, 2013.

Summary　26 例の上肢に生じた血管平滑筋腫について報告している.

19）Yoo, H. J., et al.：Angioleiomyoma in soft tissue of extremities：MRI findings. AJR Am J Roentgenol. **192**：W291-W294, 2009.
Summary　全 8 例の血管平滑筋腫の MRI 所見について報告している.

20）Miller, T. T., et al.：Benign soft tissue masses of the wrist and hand：MRI appearances. Skeletal Radiol. **23**：327-332, 1994.
Summary　手と手関節に生じた良性軟部腫瘤 20 例の MRI 所見に関するレビュー.

21）Theumann, N. H., et al.：Hemangiomas of the fingers：MR imaging evaluation. Radiology. **218**：841-847, 2001.
Summary　指に生じた血管腫 15 例の MRI 所見に関して報告している.

22）Wang, X. L., et al.：Nodular fasciitis：correlation of MRI findings and histopathology. Skeletal Radiol. **31**：155-161, 2002.
Summary　全 10 例の結節性筋膜炎の病理組織所見と MRI 所見の関連性に関して述べている.

23）Oliveira, A. M., Chou, M. M.：USP6-induced neoplasms：the biologic spectrum of aneurysmal bone cyst and nodular fasciitis. Hum Pathol. **45**：1-11, 2014.

24）Hara, H., et al.：Nodular fasciitis of the hand in a young athlete. A case report. Ups J Med Sci. **115**：291-296, 2010.

25）Kijima, H., et al.：Nodular fasciitis of the finger. Skeletal Radiol. **34**：121-123, 2005.
Summary　指に生じた結節性筋膜炎の 1 例報告とレビュー.

26）Nishida, Y., et al.：Nodular fasciitis of the finger and hand：case report. J Hand Surg Am. **35**：1184-1186, 2010.
Summary　指, 手に生じた結節性筋膜炎 4 例のうち, 2 例は切除せず, 経過観察のみで自然消退したと報告している.

27）Leung, L. Y., et al.：Nodular fasciitis：MRI appearance and literature review. Skeletal Radiol. **31**：9-13, 2002.

◆特集／手・指・爪の腫瘍の診断と治療戦略
疾患編
腱滑膜巨細胞腫の診断と治療

能登　公俊*

Key Words：腱滑膜巨細胞腫(tenosynovial giant cell tumor)，切除術(excision)，再発(recurrence)

Abstract　腱滑膜巨細胞腫は四肢に発生し日常診療でよく遭遇する腫瘍である．辺縁切除が一般的な切除方法であるが，再発率が高く，広範囲に病変が伸展した症例では治療に難渋することがある．初回手術において，いかに取り残しをなくし再発リスクを少なくするかが重要である．特に PIP 関節や中節骨周囲発生のものはその解剖の複雑さより再発リスクが高い傾向にあり注意が必要である．手指の機能解剖を熟知し適切な展開と愛護的で丁寧な操作が機能温存と再発リスク軽減に重要と考えられる．

はじめに

　腱滑膜巨細胞腫(tenosynovial giant cell tumor；TSGCT)は四肢の腱滑膜組織の存在する部位である腱滑膜，滑液包，関節内に発生し日常診療でよく遭遇する腫瘍である．WHO 分類では手指によく発生する限局性のものを localized type，関節内にびまん性に発生し色素性絨毛性滑膜炎(pigmented villonodular synovitis；PVNS)とも呼ばれる diffuse type に分類されている[1]．本稿では手指に発生する localized type について，その診断と治療について述べる．

診　断

　手指に発生する腫瘍病変で頻度の高いものとして神経鞘腫，ガングリオン，デュピュイトラン拘縮，ミューカシスト，腱鞘線維腫などが鑑別疾患に挙がる．

　TSGCT は緩徐に増大し無痛性で弾性硬の腫瘤として触知されることが多い．進行すると手指の可動域制限をきたすこともある．肉眼所見では黄白色から褐色で分葉状の充実性腫瘍を示す(図1)．画像所見としては骨周囲に発生し進行した場合には単純 X 線にて scalloping sign を認めることがあり，MRI では T1WI で iso intensity，T2WI で脂質やヘモジデリンを反映し high から low intensity の混在した病変を認めることが多い．触診上弾性硬であることや，MRI の T2WI で high から low 混在する intensity を示すことは比較的特徴的であり診断に役立つ所見と考える．非典型的な所見があり診断に迷う場合には切開生検を行った後に切除を検討することにしている．

治　療

　治療の原則は外科的切除である．しかしこの腫瘍は良性腫瘍でありながら，術後の再発率は 4〜

---

* Kimitoshi NOTO，〒457-8511　名古屋市南区白水町 9 番地　社会医療法人宏潤会大同病院整形外科・手外科・マイクロサージャリーセンター

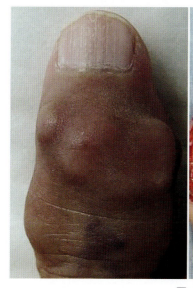
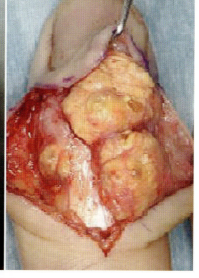

図 1.
a：外観
b：肉眼所見

30％と報告されており[1]，この再発率の高さが問題となる．辺縁切除が一般的な切除方法としてコンセンサスを得られており，再発しても再切除を行えば病変のコントロールは容易であるとされているが[1,2]，実際には再発を繰り返し広範囲に病変が存在するような症例に遭遇し治療に難渋することも少なくない．この腫瘍の治療として最も重要なことは初回手術において，いかに取り残しをなくし再発リスクを少なくするかであると考えている．

病変の残存を回避するための注意点

1．皮切・アプローチ

TSGCT は手指の屈側に多く生じるという報告もあるが，伸側や全周性に発育した症例も数多く経験する．必ず術前に MRI を撮像し，腫瘍の進展範囲を確認したうえで十分に展開できるような皮切のデザインをあらかじめ検討しておく．掌側は皮線に直交しないように zig-zag に，背側は部位に合わせて直上に縦もしくは弧状に皮切をデザインすることが多い．手指の全周性に腫瘍が進展している場合，血行に注意しながら掌背側に 2 つ皮切を加えることもある．

2．展　開

手術にはルーペもしくは顕微鏡を用いて atraumatic な操作と肉眼的な取り残しをなくすことを心がけている．皮切の後，掌側では神経血管束をまず同定し剝離・温存するが，再発症例などは癒着が強く瘢痕に神経血管束が埋もれていたり正常と異なる走行をとることがあるため，必ず前回の手術創より中枢から展開し神経血管束を同定してから末梢の腫瘍部に剝離を進めることにしている．屈筋腱と骨の間に腫瘍が存在し骨の scalloping がみられるような症例では丁寧に骨膜より剝離する．鋭匙やエアトームによる骨膜の搔爬が有用との報告もある[3]．その際，術後の癒着や腱の bowstring を防ぐため屈筋腱鞘は可能な限り温存するよう心がける．

症例提示

症例 1：28 歳，男性

2 年前より徐々に増大する腫瘤と，可動域制限を主訴に来院(図 2-a)．単純 X 線，CT にて中節骨基部および基節骨頭の scalloping を認める(図 2-b～d)．MRI では関節内から屈筋腱掌側へ進展する T1WI で iso，T2WI で iso～high intensity を

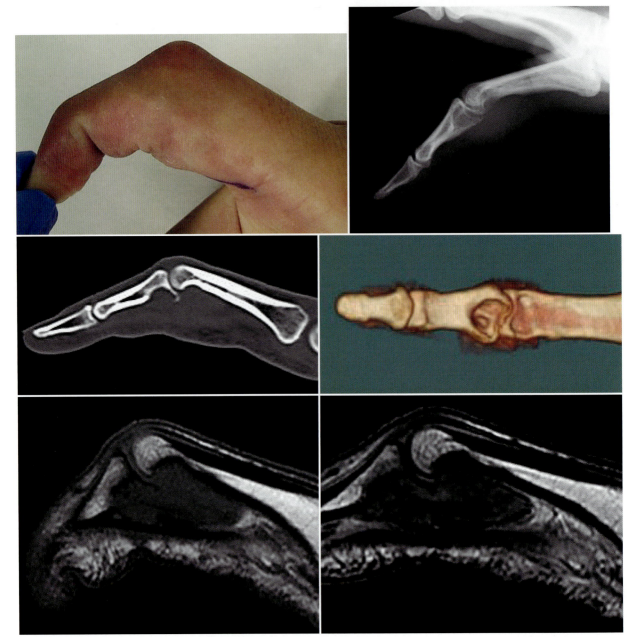

図 2. 症例 1
a：術前写真　　　　　b：単純 X 線
c：CT sagittal　　　　d：3DCT
e：MRI T1WI sagittal　f：MRI T2WI sagittal

示す腫瘍を認めた(図 2-e〜h).
　術中所見において腫瘍は関節内より掌側板の尺側を通じて屈筋腱周囲まで進展していた.
　A2 pulley 遠位と A4 pulley 近位を部分切開し屈筋腱をよけ菲薄化した掌側板の尺側を切離し関節内を展開. 骨を圧排している腫瘍は粘膜剝離子と鋭匙を用いて骨より剝離し摘出した(図 2-i, j).
術後半年の時点で軽度の DIP 関節屈曲 lag と PIP 関節伸展制限が残存したが可動域は改善している(図 2-k, l).

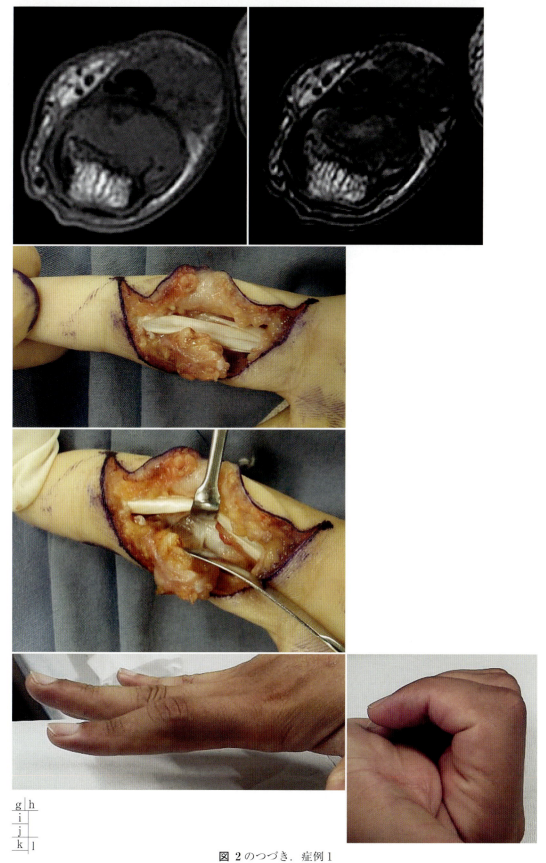

図 2 のつづき. 症例 1
g：MRI T1WI axial　　　　　　　　　　h：MRI T2WI axial
i，j：屈筋腱をよけ関節内の腫瘍を摘出した.　　k，l：術後半年

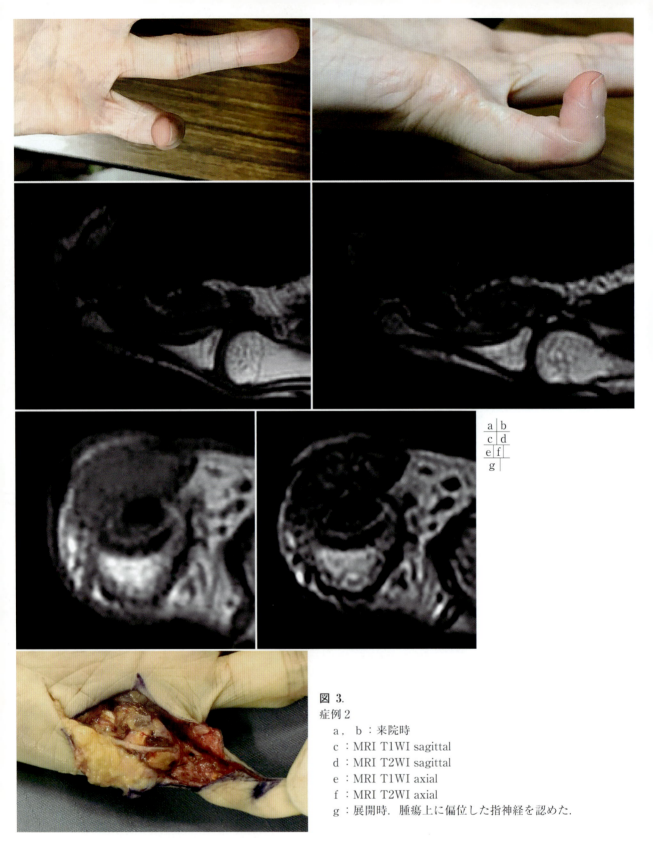

図 3.
症例 2
　a，b：来院時
　c：MRI T1WI sagittal
　d：MRI T2WI sagittal
　e：MRI T1WI axial
　f：MRI T2WI axial
　g：展開時．腫瘍上に偏位した指神経を認めた．

症例2：30歳，女性

8年前に他国で左小指腱滑膜巨細胞腫の初回切除と再発に対する再切除が行われている．再々発をきたし受診（図3-a，b）．画像上，中節骨から基節骨およびMP関節レベルの掌側の屈筋腱周囲に広範囲に進展した再発腫瘍を認めた（図3-c〜f）．前回の手術創近位より展開すると小指尺側の指神経は腫瘍に巻き込まれ橈側へ偏位していたため，これを愛護的に剥離し腫瘍を摘出した（図3-g）．腫瘍摘出部での屈筋腱癒着とDIP関節の関節軟部組織性の拘縮が残存し，追加手術を検討中である．

再発について

過去に再発リスク因子として骨周囲への進展[4]，骨へのscalloping[5]，PIP関節周囲発生[6]，被膜の有無[7]などが報告されている．筆者らの35例を対象とした調査でも再発症例は全例中節骨およびPIP関節および中節骨周囲の発生であり，この部位の解剖が複雑であることから微小な腫瘍の取り残し病変が残存し再発につながると考えられる．

また再発を予防する手段として術後放射線療法を追加し有用であったとする報告もあるが[8]，精緻な機能を有する手指に多く発生することや，あくまで良性腫瘍であることを考えると，これらを適応することは現実的ではないと考えている．

また筆者らの調査では術後最長4年での再発を認めた．再発病変が小さい場合には比較的容易に切除が可能であるが広範囲に進行すると正常組織への癒着も強く完全な切除が困難になる場合もあり，再発の早期発見のためにも術後4〜5年の定期通院もしくは腫瘤の再触知時における早期の受診指示などが必要であると考えている．

今後の展望

近年，TSGCTにおいてcolony stimulating fac-tor 1：CSF1が過発現していることが知られており[1)2)9)]，CSF1をターゲットにした治療研究が報告されている[10)11)]．実用化が進めば再発を繰り返し治療に難渋する症例に対する有効な治療選択肢となることが期待される．

参考文献

1) WHO Classification of Tumours of Soft Tissue and Bone. 99-107.
2) Weiss, S. W., et al.：Enzinger & Weiss's Soft Tissue Tumors. 5th edition. 769-788, Mosby, 2007.
3) 岩永隆太ほか：腱鞘巨細胞腫の治療成績．日手会誌．**5**：878-881，2019.
4) Williams, J., et al.：Reccurrence of giant cell tumors in the hand：a prospective study. J Hand Surg Am. **35**：451-456, 2010.
5) Uriburu, I., Levy, V. D.：Intraosseous growth of giant cell tumor of the tendon sheath（localized nodular tenosynovitis）of the digits：report of 15 cases. J Hand Surg. **23**：732-736, 1998.
6) 岡本秀貴ほか：手指および手に発生した腱鞘巨細胞腫　再発のリスクファクターの検討．日手会誌．**22**：643-645，2005.
7) Al-Qattan, M.：Giant cell tumors of tendon sheath：classification and recurrence rate. J Hand Surg. **26-B**：72-75, 2001.
8) Coroneos, C. J., et al.：Radiation therapy for infil-trative giant cell tumor of the tendon sheath. J Hand Surg Am. **37**：775-782, 2012.
9) Panagopoulos, I., et al.：Novel CSF1-S100A10 fusion gene and CSF1 transcript identified by RNA sequencing in tenosynovial giant cell tumors. Int J Oncol. **44**：1425-1432, 2014.
10) Tap, W. D., et al.：Structure-Guided Blockade of CSF1R Kinase in Tenosynovial Giant Cell Tumor. N Engl J Med. **373**(5)：428-437, 2015.
11) Cassier, P. A., et al.：Efficacy of imatinib mesyl-ate for the treatment of locally advanced and/or metastatic tenosynovial giant cell tumor/pig-mented villonodular synovitis. Cancer. **15**：1649-1655, 2012.

MB Orthopaedics 誌 30 周年記念書籍！

新刊

骨折治療基本手技アトラス
～押さえておきたい10のプロジェクト～

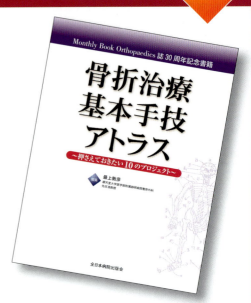

編集：**最上敦彦** 順天堂大学医学部附属静岡病院 先任准教授

2019年4月発行　変形A4判　518頁
定価（本体価格 15,000円＋税）

**新AO分類を掲載！
500ページを超える大ボリューム
オールカラー！**

骨折治療の精鋭が送る、豊富なイラストと写真で
とことん"魅せる"工夫を凝らした
基本手技書の決定版です！

CONTENTS

プロジェクトⅠ
骨折治療の目的とは何か？

プロジェクトⅡ
骨折診断ツール

プロジェクトⅢ
メスを使わない骨折治療法

プロジェクトⅣ
骨折手術のための器械（役割と使い方）

プロジェクトⅤ
ダメージコントロールとしての
直達牽引・創外固定の実際

プロジェクトⅥ
骨折治療ツール
（インプラントの役割と使い方）

プロジェクトⅦ
骨折手術の計画の立て方

プロジェクトⅧ
押さえておくべき基本
骨折治療テクニックの実際

プロジェクトⅨ
感染のない，きれいなキズアトを目指す

プロジェクトⅩ
診断・治療に困ったときの対処法Q&A

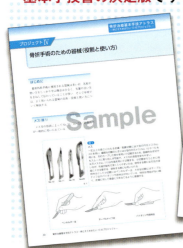
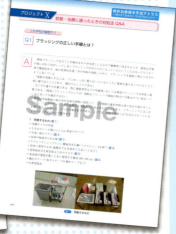

全日本病院出版会
〒113-0033　東京都文京区本郷3-16-4　Tel：03-5689-5989
www.zenniti.com　　　　　　　　　　　Fax：03-5689-8030

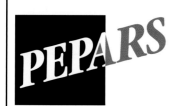

◆特集／手・指・爪の腫瘍の診断と治療戦略
疾患編
手関節および手のガングリオン

金谷 耕平*

Key Words：ガングリオン(ganglion)，良性軟部腫瘍(benign soft tissue tumor)，穿刺(aspiration)，手関節鏡(wrist arthroscopy)，粘液嚢腫(digital mucous cyst)

Abstract ガングリオンは手および手関節領域で最も多い良性腫瘍であり，日常診療でもよく遭遇する疾患である．典型的な臨床症状を呈することが多く，穿刺で粘液の排出が認められれば診断は容易である．無症候性では経過観察のみでよい．視診や触診で確認困難な有痛性のガングリオン(occult ganglion)に留意する．手術は，関節包または発生母床を含めた切除が必要である．手関節背側ガングリオンに対する手関節鏡視下手術は有用であり，選択肢として認識しておくことが望ましい．粘液嚢腫はDIP関節のガングリオンであり，骨棘も腫瘍も切除せずに放置しDIP関節背側の関節包のみを切除する背側関節包切除術が低侵襲で再発もなく有用な術式である．

はじめに

ガングリオンは，手および手関節領域において最も頻度の高い良性軟部腫瘍である．無症候性でADL上の支障がなければ経過観察のみでよいが，有痛性または有症候性の場合には治療が必要となる．本稿では，手および手関節周囲のガングリオンを中心に，定義と疫学，診断および発生部位ごとの治療法について述べる．

定 義

ガングリオンとは，関節包や靱帯性腱鞘などから生じる囊胞性病変である．ゼリー状の粘液が充満した囊胞は，滑膜細胞層のない線維組織により形成されている[1]．

疫 学

ガングリオンは，手関節に発生する軟部腫瘍のうちで最も発生頻度が高く，50～70%を占める．女性に多く，男女比は1：3とされている[2]．20～40歳までの発生が70%を占めるが，すべての年代に発生し得る．小児では1年以内に自然消退することが多い[3]．外傷の既往が明らかな症例は10%以下であるが，反復性の微小外傷が発生に関与する可能性がある[4]．悪性化の報告はない．

発生部位

主な発生部位を列挙する[5]（表1）．手関節背側ガングリオンが全体の60～70%を占める[6]．手関節背側のガングリオンは舟状月状関節から，掌側は橈骨手根関節または舟状大菱形関節から発生することが多い．腱鞘ガングリオンはA1 pulleyから，腱ガングリオンは伸筋腱から発生する．

---

* Kohei KANAYA，〒060-0033 札幌市中央区北3条東1丁目 JR札幌病院整形外科，科長

表 1. 手および手関節ガングリオンの主な発生部位

1	手関節背側
2	手関節掌側
3	屈筋腱腱鞘
4	DIP 関節（粘液嚢腫）
5	その他 　第 2, 3CM 関節（Carpometacarpal boss） 　PIP 関節 　伸筋腱
6	稀なもの 　第 1 背側コンパートメント 　手根管 　尺骨神経管 　骨内ガングリオン

(文献 5 を改変)

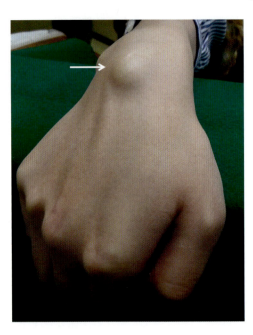

図 1.
手関節背側ガングリオン

臨床症状と診断

膨隆した腫瘤を主訴に来院することが多く，疼痛を伴うこともある（図 1）．ガングリオン患者の来院理由として Westbrook らは，膨隆などの美容上の愁訴が最も多く 38％，続いて悪性の懸念が 28％，疼痛が 26％，運動・知覚障害が 8％であったと報告した[7]．多くの場合，腫瘤は境界明瞭で弾性硬であり，大きさは 1～2 cm 程度である．表面は平滑で皮膚との可動性は良好であるが，floor との可動性は認められないことが多い．

X 線検査では所見がないことが多い．この時点で，典型的な臨床所見を有する症例では穿刺を行い，粘稠な内容物の流出が認められればガングリオンと診断できる．

超音波検査は簡便であり，有用な検査法である．腫瘤の均一な低エコーと後方エコーの増強が特徴である[6]．しかし，ガングリオンに特異的な所見ではなく，他の腫瘍性病変との鑑別が困難な症例には，必要に応じて MRI などの精査を追加する．

Occult ganglion

手関節背側で，非常に小さく触診や視診では確

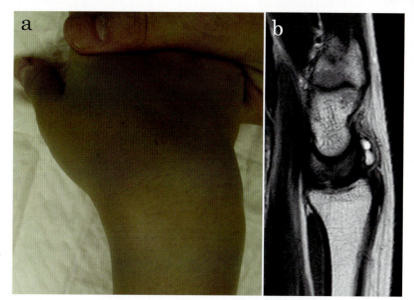

図 2.
Occult ganglion
　a：手関節を屈曲させてもガングリオンは確認できない．
　b：MRI の T2 強調矢状断像で月状骨の背側にガングリオンが認められる．

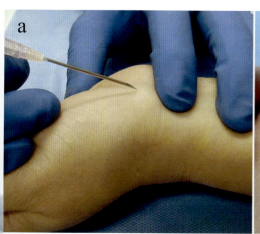
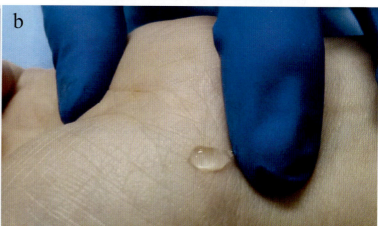

a．指でガングリオンを軽く圧迫する．　　　　b．穿刺後，完全に絞り出す．

図 3．穿刺手技

認困難な有痛性のガングリオンは occult ganglion と呼ばれる[4)8)]．臨床症状としては，舟状月状靱帯上の圧痛と手関節過伸展時の疼痛である[8)]．しかし，手関節の捻挫や手根不安定症などとの鑑別は困難であり，たとえガングリオンが存在したとしても他疾患を除外する根拠とはならない．診断には，超音波検査や MRI が必要である[8)9)]（図 2）．

治　療

1．保存療法

無症候性で ADL 上の障害がなければ経過観察のみで十分である．経過中に自然に消失する場合もある．穿刺は簡便で一般的な保存療法であるが，再発率は 58〜78％と報告されている[10)11)]．

穿刺後にステロイドを注入した場合の効果にははっきりしたエビデンスがない[12)]．ほかに，徒手的に圧砕する方法などがあるが，筆者には経験がない．

筆者が行っている穿刺法を示す．ガングリオンを指で軽く圧迫しながら，18 G 針を付けた注射器で穿刺・吸引する．針を抜去した後，ガングリオンをさらに圧迫して針穴から内容物を完全に搾り出す（図 3）．

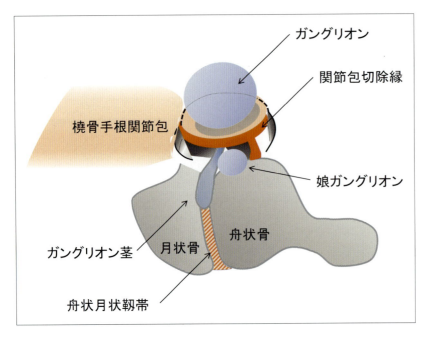

図 4.
背側ガングリオンの摘出法
(文献 5 を改変)
ガングリオンは,橈骨手根関節包を切開した後,舟状月状靱帯のガングリオン茎付着部を含めて摘出する.

2．手術療法

愁訴のあるガングリオンで,穿刺を行っても再発を繰り返す症例が手術適応となる.手術は,手関節部ガングリオンでは直視下または鏡視下,それ以外では直視下に行われる.直視下手術では,ガングリオンの茎を確認し,茎の母床を含めた摘出が必要となる.鏡視下手術では,ガングリオンの発生母床のみを切除することによりガングリオンは自然に消失する.ガングリオンの術後再発率は,直視下手術で 2〜40％,鏡視下手術で 0〜11％と報告されている[13].以下,発生部位ごとのガングリオンの特徴と治療について述べる.

A．手関節背側ガングリオン

手関節背側ガングリオンは手および手関節ガングリオンの 60〜70％を占め,最も頻度が高い.舟状月状関節上にある場合が多く,診断は容易である.ガングリオンの茎は舟状月状靱帯に連続しており,手術治療では茎を含めた切除が必要である(図 4).筆者は,手関節鏡を用いた治療を行っており,その術式を紹介する.

1）手関節背側ガングリオンに対する鏡視下切除術

術式は Geissler の方法に準じている[14].体位は仰臥位で,traction tower を用いて 10 ポンドで牽引する.2.7 mm スコープを用いて,6-R ポータルから鏡視を行う(図 5-a).6-R ポータルは,舟状月状靱帯の遠位部と関節包との合流部の観察に適している(図 6-a).合流部では,ガングリオンの茎が透明な索状物("pearl-like" stalk)として観察できることがある[15](図 7).次に,18 G 針を用いてガングリオンを貫いて関節内に穿刺する.背側ガングリオンは 3-4 ポータルの遠位部にあることが多く,通常の 3-4 ポータルの穿刺より遠位部から斜めに穿刺されることになる(modified 3-4 ポータル)(図 5-b).針の刺入部にポータルを作成し,滑膜切除用の 2.9 mm フルラディウスカッターを挿入する.背側関節包は,舟状月状靱帯との合流部から近位に 1×1 cm 大に切除する.関節包が完全に切除されると,切除部から短橈側手根伸筋腱が露出するのが確認できる(図 6-b).ガングリオンからは,ゼリー状の内容物が関節内に流出する.さらにガングリオンを圧迫して抵抗なく圧潰することを確認して手術を終了する.術後は 1 週間の掌側シーネ固定を行ったのち,手関節の運動を許可する.4 週目からスポーツや重労働を許可する.

B．手関節掌側ガングリオン

手のガングリオンの 18〜20％を占める.橈骨掌側の関節縁または舟状骨結節部に発生する腫瘤であり,診断は容易である.橈骨手根関節から発生

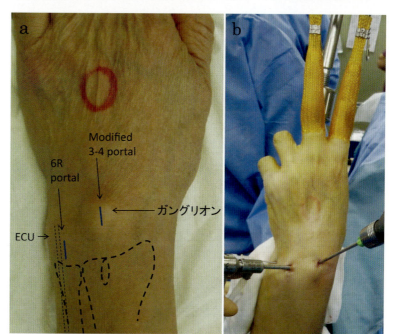

図 5.
背側ガングリオンに対する手関節鏡
 a：ポータル．6-R ポータルより鏡視し，ガングリオンを貫く modified 3-4 ポータルよりシェーバーを挿入する．
   ECU：尺側手根伸筋腱
 b：鏡視の実際

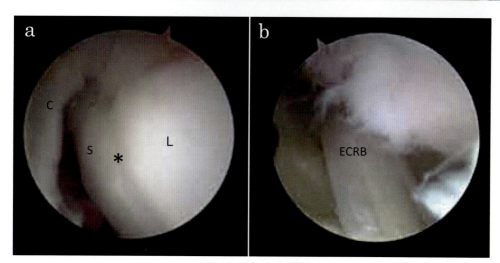

図 6．鏡視像（右手関節）
 a：6-R ポータルからの鏡視像．C：関節包，S：舟状骨，L：月状骨，＊：舟状月状靱帯
 b：関節包部分切除後の鏡視像．ECRB：短橈側手根伸筋腱

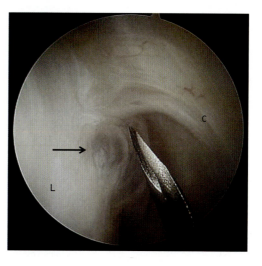

図 7.
舟状月状靱帯から発生したガングリオン茎（矢印）
（文献 15 より引用）
 C：関節包
 L：月状骨

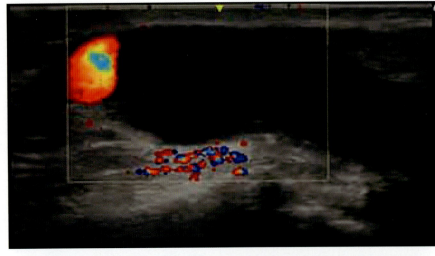

図 8.
掌側ガングリオンの超音波ドップラー軸位断像
ガングリオンが橈骨動脈に接している.

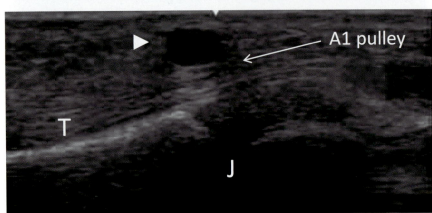

図 9.
腱鞘ガングリオン(矢頭)の超音波矢状断像(右が遠位)
T：屈筋腱
J：MP 関節

するガングリオンでは，橈側手根屈筋腱と長母指外転筋腱の間で手くび皮線の下にあることが多い．

手術は，横皮切では腱などの軟部組織の排除が不十分になりやすく，ジグザグ皮切で行う．皮切は手掌から前腕遠位部まで拡大して関節包を十分に確認できるようにする．外観上の腫瘤は小さくても，皮下には思った以上に大きい腫瘤がある場合もあり，術前に超音波検査などで確認した方がよい．また，橈骨動脈に密着していたり，橈骨動脈浅掌枝との分岐部に存在することもあるので剝離の際には注意する(図 8)．ガングリオンは関節包ごと摘出し，修復は不要である．後療法は背側ガングリオンと同様である．鏡視下手術の報告もあるが，筆者には経験がない．

C．腱鞘ガングリオン

屈筋腱腱鞘の A1 pulley 上に発生するガングリオンであり，手のガングリオンの 10～12％を占める．A1 pulley 上に 3～8 mm の腫瘤として触れることが多い(図 9)．腱鞘に強固に癒着しており，指を屈伸させて腱を滑走させても移動することはない．ある程度の大きさでなければ穿刺も容易ではない．また，穿刺の際には指神経が近接していることを念頭に置くべきである．手術は，腱鞘を含めた摘出を行う．

D．Carpometacarpal boss

Carpometacarpal boss は第 2 または第 3 CM 関節背側に生じた骨棘による骨性隆起であり，手関節背側ガングリオンと発生部位が近接しているため鑑別すべき疾患である．手関節 X 線 30° 回外斜位像または CT 矢状断像で CM 関節背側の関節裂隙の狭小化と骨棘形成(volcano-type appearance)があれば診断できる(図 10)．また，Carpometacarpal boss の約 30％の症例ではガングリオンそのものが合併することも知っておくべきであ

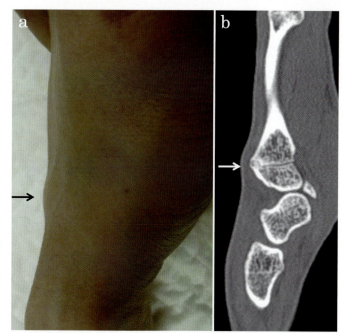

図 10.
Carpometacarpal boss
　a：手関節背側やや遠位部に隆起が確認できる（黒矢印）．
　b：CT 矢状断像で CM 関節背側の関節裂隙の狭小化と骨棘が認められる（白矢印）．

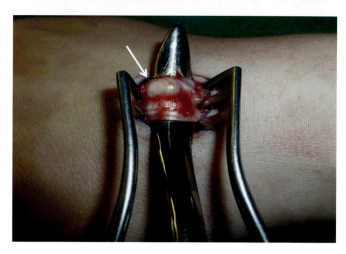

図 11.
左環指総指伸筋腱上に発生した腱ガングリオン（矢印）

る．保存療法抵抗例では，骨棘摘出または関節固定が必要である．

E．腱ガングリオン

手背で伸筋腱の腱内または腱上に発生したガングリオンである（図11）．指の伸展による腱の滑走とともにガングリオンが移動することから，診断は容易である．腱滑膜を含めたガングリオンの摘出が行われる．

F．骨内ガングリオン

稀であり，X 線検査で偶然発見されることもある[16]．手関節周辺では，舟状骨や月状骨に多いが，三角骨や有頭骨の報告もある．発症機序として，骨外ガングリオンが骨皮質を穿孔し骨内へ侵入したとする説と，繰り返しのストレスや微小外傷により骨髄間葉系幹細胞が化生性変化を起こしたとする説がある．診断には，骨内嚢胞性病変の確認とともに，他の有痛性疾患の除外が必要である．X 線断層撮影や CT は局在診断に有用である（図12）．手術は，ガングリオンの掻爬と自家骨移植が行われる．

G．粘液嚢腫

粘液嚢腫は指 DIP 関節のガングリオンであり，ほとんどの症例で DIP 関節の変形性関節症に合併する．手術適応は，嚢腫を被覆する皮膚が菲薄化した症例である．様々な術式が報告されているが，ここでは，筆者が行っている背側関節包切除

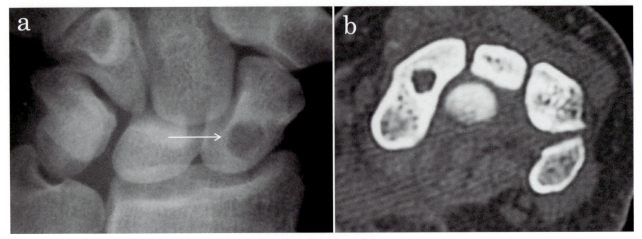

a．X線像（矢印）　　　　　　　　　　　b．CT軸位断像
図 12．舟状骨内ガングリオン（文献 16 より引用）

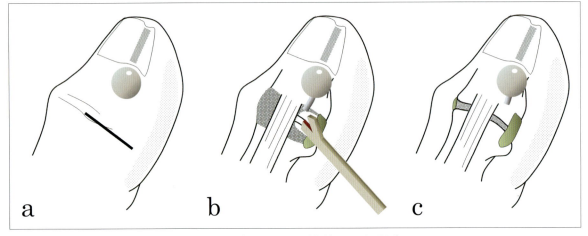

図 13．術式のシェーマ（文献 17 より引用）
　a：DIP 関節背側 1/2 の横皮切
　b：背側関節包すべてを切除
　c：骨棘およびガングリオンは放置

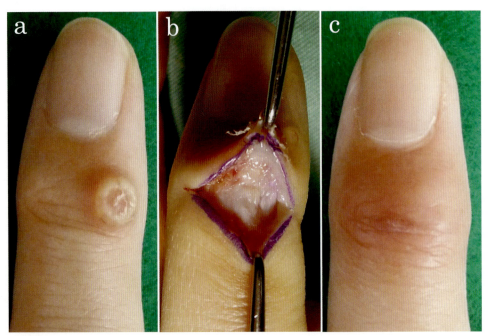

図 14．
症例提示：46 歳，女性．
左示指粘液囊腫
　a：術前
　b：術中所見
　c：術後 4 週

術について述べる[17].

1）背側関節包切除術

皮切は，囊腫が存在する側の DIP 関節背側 1/2 の横皮切である．伸筋腱終止腱を背側に排除し，背側関節包すべてを 2 mm パンチおよび鋭匙で切除する．囊腫および骨棘は切除せずに放置する（図13）．囊腫は平均 3 週で自然消失する．筆者が本術式で治療した60指で，再発は認められなかった（図14）．

まとめ

手および手関節では様々なガングリオンがあるが，典型的な臨床所見を呈するため診断は比較的容易である．手術は，深部まで十分に展開し，関節包を含めた切除を行う．局所麻酔下に手術を行う場合には，術野が思ったより深部に達する場合があり注意を要する．手関節背側ガングリオンの手術療法として手関節鏡が有用であり，選択肢として認識しておくことが望ましいと考える．

参考文献

1) Cardinal, E., et al.：Occult dorsal carpal ganglion：comparison of US and MR imaging. Radiology. **193**：259-262, 1994.
2) Kuliński, S., et al.：Ganglions of the hand and wrist：Retrospective statistical analysis of 520 cases. Adv Clin Exp Med. **26**：95-100, 2017.
3) Calif, E., et al.：Simple wrist ganglia in children：a follow-up study. J Pediatr Orthop B. **14**：448-450, 2005.
4) Angelides, A. C., Wallace, P. F.：The dorsal ganglion of the wrist：its pathogenesis, gross and microscopic anatomy, and surgical treatment. J Hand Surg. **1**：228-235, 1976.
5) Athanasian, E. A.：Bone and soft tissue tumors. Green's Operative Hand Surgery. 5th ed. Green,

D. P. ed. 2211-2263, Elsevier, Philadelphia, 2005.
6) Wang, G., et al.：Sonography of wrist ganglion cysts：variable and noncystic appearance. J Ultrasound Med. **26**：1323-1328, 2007.
7) Westbrook, A. P., et al.：Ganglia：the patient's perception. J Hand Surg. **25-B**：566-567, 2000.
8) Goldsmith, S., Yang, S. S.：Magnetic resonance imaging in that diagnosis of occult dorsal wrist ganglions. J Hand Surg. **33-E**：595-599, 2008.
9) Blam, O., et al.：The occult dorsal carpal ganglion：usefulness of magnetic resonance imaging and ultrasound in diagnosis. Am J Orthop. **27**：107-110, 1998.
10) Dias, J. J., et al.：The natural history of untreated dorsal wrist ganglia and patient reported outcome 6 years after intervention. J Hand Surg. **32-B**：502-508, 2007.
11) Stephen, A. B., et al.：A prospective study of two conservative treatments for ganglia of the wrist. J Hand Surg. **24-B**：104-105, 1999.
12) Verley, G. W., et al.：Conservative management of wrist ganglia. Aspiration versus steroid infiltration. J Hand Surg. **22-B**：636-637, 1997.
13) Kang, L., et al.：Arthroscopic versus open dorsal ganglion excision：a prospective, randomized comparison of rates of recurrence and of residual pain. J Hand Surg. **33-A**：471-475, 2008.
14) Geissler, W. B.：Excision of dorsal wrist ganglia. Wrist Arthroscopy. 1st ed. Geissler, W. B. ed. 139-144, Springer, New York, 2005.
15) Yao, J., Trindade, M. C.：Color-aided visualization of dorsal wrist ganglion stalks aids in complete arthroscopic excision. Arthroscopy. **27**：425-429, 2011.
16) Mnif, H., et al.：Ganglion cyst of the carpal navicular. A case report and review of the literature. Orthop Traumatol Surg Res. **96**：190-193, 2010.
17) Kanaya, K., et al.：Total dorsal capsulectomy for the treatment of mucous cysts. J Hand Surg. **39-A**：1063-1067, 2014.

好評増刷

カラーアトラス
爪の診療実践ガイド

● 編集　安木　良博（昭和大学/東京都立大塚病院）
　　　　田村　敦志（伊勢崎市民病院）

目で見る本で臨床診断力がアップ！

爪の基本から日常の診療に役立つ処置のテクニック、写真記録の撮り方まで、皮膚科、整形外科、形成外科のエキスパートが豊富な図写真とともに詳述！
必読、必見の一書です！

2016年10月発売　オールカラー
定価（本体価格 7,200円＋税）　B5判　202頁

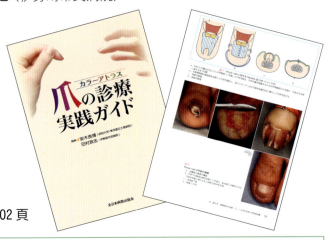

目　次

Ⅰ章　押さえておきたい爪の基本
＜解　剖＞
1. 爪部の局所解剖

＜十爪十色─特徴を知る─＞
2. 小児の爪の正常と異常
　　─成人と比較して診療上知っておくべき諸注意─
3. 中高年の爪に診られる変化
　　─履物の影響、生活習慣に関与する変化、ひろく爪と靴の問題を含めて─
4. 手指と足趾の爪の機能的差異と対処の実際
5. 爪の変色と疾患
　　─爪部母斑と爪部メラノーマとの鑑別も含めて─

＜必要な検査・撮るべき画像＞
6. 爪部疾患の画像検査
　　─X線、CT、エコー、MRI、ダーモスコピー─
7. 爪疾患の写真記録について─解説と注意点─

Ⅱ章　診療の実際─処置のコツとテクニック─
8. 爪疾患の外用療法
9. 爪真菌症の治療
10. 爪部外傷の対処および手術による再建
11. 爪の切り方を含めたネイル・ケアの実際
12. 腎透析と爪
13. 爪甲剥離症と爪甲層状分裂症などの後天性爪甲異常の病態と対応

＜陥入爪の治療方針に関するdebate＞
14. 症例により外科的操作が必要と考える立場から
15. 陥入爪の保存的治療：いかなる場合も保存的治療法のみで、外科的処置は不適と考える立場から

16. 陥入爪、過彎曲爪の治療：フェノール法を含めた外科的治療
17. 爪部の手術療法
18. 爪囲のウイルス感染症
19. 爪囲、爪部の細菌感染症
20. 爪甲肥厚、爪甲鈎彎症の病態と対処

Ⅲ章　診療に役立つ＋αの知識
21. 悪性腫瘍を含めて爪部腫瘍の対処の実際
　　─どういう所見があれば、腫瘍性疾患を考慮するか─

コラム
A. 本邦と欧米諸国での生活習慣の差異が爪に及ぼす影響
B. 爪疾患はどの臨床科に受診すればよいか？
C. ニッパー型爪切りに関する話題

全日本病院出版会
〒113-0033　東京都文京区本郷3-16-4　Tel:03-5689-5989
http://www.zenniti.com　Fax:03-5689-8030

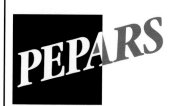

◆特集/手・指・爪の腫瘍の診断と治療戦略
疾患編

粘液嚢腫:ヘバーデン結節に併発するガングリオン

菅野百合[*1] 平瀬雄一[*2]

Key Words: 粘液嚢腫(mucous cyst), ヘバーデン結節(Heberden's node), 皮弁(flap), 神経血管柄付き指側背島状皮弁(dorsolateral finger flap), 関節内注射(intraarticular injection), 外科治療(surgical therapy)

Abstract　粘液嚢腫はヘバーデン結節に起因し,併発するガングリオンである.最も出現頻度の高いDIP 関節背側の粘液嚢腫の治療には保存療法,外科治療がある.保存療法には嚢腫穿刺,ステロイド関節内注射,テーピング・装具装着がある.嚢腫の縮小・消失,疼痛軽減は得られるが再発が多い.
　外科治療は嚢腫の消失,永続的な再発回避を目的に施行する.関節包を刺激するヘバーデン結節の骨棘を削り,嚢腫の母床となる関節包を除去する.嚢腫切除後の皮弁形成術は後爪郭に出現し爪変形を起こしている粘液嚢腫に限って施行する.手術後後爪郭辺縁変形を予防するために神経血管柄付き指側背島状皮弁(dorsolateral finger flap)を使用する.
　粘液嚢腫の元にあるヘバーデン結節による疼痛には DIP 関節固定術を行う.Headless compression screw による DIP 関節固定は疼痛の完全消失と粘液嚢腫の完全な再発予防になり,DIP 関節の変形,腫脹がなくなり整容的にも良好な方法である.

はじめに

　指に発生する粘液嚢腫の多くはヘバーデン結節やブシャール結節といった指変形性関節症の一症状として発生し,ムコイド変性した関節包が嚢腫を形成するので mucous cyst とも呼ばれる.組織学的にはガングリオンと同じ偽腫瘍である.最も出現頻度の高い DIP 関節背側に発生する粘液嚢腫の治療について,当院での治療法を中心に述べる.

病態について

　指の粘液嚢腫は嚢腫壁を持たない偽腫瘍とされる[1].ヘバーデン結節により生じた骨棘が関節包に刺激を加えることで一方通行弁が形成され嚢腫が出現する(図 1).外傷後の仮性動脈瘤形成に似ているが,必ずしも嚢腫と DIP 関節に連続性を認めるわけではない[2].成因には諸説あるが治療は同じで,その違いを問う臨床的意義は少ないと考える.誌面の都合上,詳細については他報告を参照されたい[3]〜[5].

症状と診断

　DIP 関節背側に発生する粘液嚢腫は透光性のある皮下腫瘤で可動性はなく,部位や大きさにより嚢腫直上皮膚が菲薄化,水疱化し,自壊するとゼリー状,粘稠透明液が流出する.自壊は感染を起こす危険を伴い,爪郭に感染が及ぶと永続的な爪変形を起こすことがあり,化膿性関節炎に至れば関節強直などの機能障害も起こすことがある.また,嚢腫が爪母を圧迫すると爪甲の縦走陥凹,爪変形が出現し,診断の一助になる.
　疼痛が伴うこともあり,常時痛む場合は嚢腫自体が周囲組織を圧迫するためで,穿刺で内容液を

[*1] Yuri KANNO, 〒102-0084　東京都千代田区二番町 7-7　四谷メディカルキューブ手の外科・マイクロサージャリーセンター
[*2] Yuichi HIRASE, 同,センター長

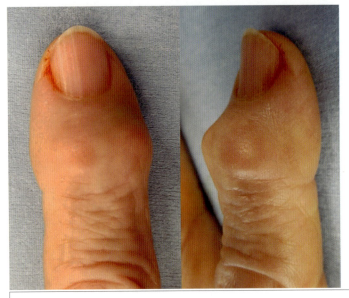

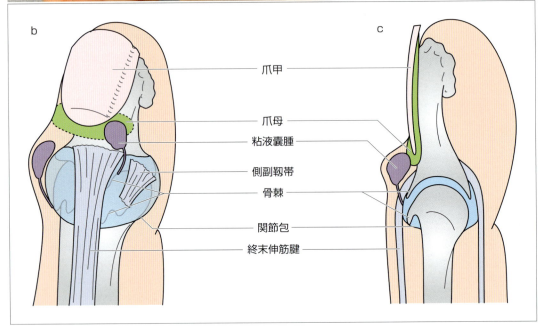

図 1. ヘバーデン結節の解剖
　a：外観
　b：立体シェーマ
　c：横断面

減量すると軽減するが早期の再発も多い．囊腫が出現するまで DIP 関節に痛みがあった，関節を動かすたびに痛む場合は元にあるヘバーデン結節の骨棘による機械的刺激や滑膜炎による疼痛である[6]．

診断の補助にペンライトによる囊腫輪郭の確認，エコー，X 線撮影が挙げられる．エコーは囊腫を描出できるが，関節包からの連続性の有無は確認できない．X 線撮影では関節の変形性関節症様変化，骨棘形成や関節裂隙の狭小化，関節面の硬化像がみられ，囊腫が透見されることもある．

治　療

1．保存的治療

A．穿刺排液とケナコルト®注射

粘液嚢腫を穿刺し，ゼリー状内容液を確認することに診断的意義があるので，まず初めに行うことが多い．単純穿刺排液では再発が多いので，テーピングなど，他の方法と併用する．実際の手技は，手関節ガングリオンの穿刺排液のように22 G程度の針のついたシリンジで内容液を吸引する方法もあるが粘液嚢腫は小さく，皮膚と癒着していることが多いので，30 G程度の極細針で皮膚が最も薄い部を穿刺，抜針後に嚢腫辺縁から用手圧迫すると内容液を排出することができる．穿刺した針で一方通行弁を破壊したり，関節包と嚢腫との交通孔作成を狙う手技もあり，併用すると再発率が下がるかもしれない[7]．粘液嚢腫が大きく，直上皮膚が菲薄化している症例の術前に穿刺排液し嚢腫を小さくすると，菲薄していた皮膚が戻り，手術時の皮膚切開部の制限がなくなり，手術操作が容易になる[8]．

粘液嚢腫穿刺は嚢腫の大きさを減弱させる直接的な手技である．一方，トリアムシノロンのDIP関節内注射はヘバーデン結節で生じている滑膜炎を抑えることにより，嚢腫内容液の産生を減らし，嚢腫を小さくさせる間接的な方法である．滑膜炎が治まるので，ヘバーデン結節による疼痛もなくなる．当院では単純穿刺排液と併用して，ケナコルト®（40 mg/ml）液0.1 mlと局所麻酔液0.1 mlの計0.2 ml溶液をDIP関節背側伸筋腱下の関節包内に注入している．関節内注射は感染リスクがあり，保存治療といえども細心の注意が必要である．

B．テーピング・装具

DIP関節のテーピングや装具・シーネ装着の目的は粘液嚢腫への直接圧迫ではなく，関節の可動を制限することでヘバーデン結節の炎症を軽減させ，副次的に粘液嚢腫を縮小させることにある．疼痛も減弱される．粘液嚢腫の穿刺排液を先行

し，テーピングすることが一般的であるが，より固定力の強い装具では穿刺せずとも嚢腫が縮小，消失する[4]．テーピング・装具装着は患者自身が日常的に行えることが利点であるが，治療期間は数か月に及び，装着を中止すると再発することがある．

2．外科的治療

粘液嚢腫の外科治療の目的は2つあり，嚢腫の消失と永続的な再発回避である．術式の変遷については他報告が詳しい[2)9)]．現在の粘液嚢腫に対する外科治療は，① 骨棘切除の有無，② 関節包切除の有無，③ 嚢腫切除の有無，の3つの要素で構成され，他に皮切デザイン，閉創方法によりバリエーションがある．当院で実際に行っている方法について説明する．

A．手術適応について

嚢腫周囲に発赤がある症例や頻繁に自壊する症例，保存的治療で爪変形が改善されない症例は絶対的手術適応である．粘液嚢腫の診断が確定し，保存的治療を行う中で患者が希望すれば，相対的適応としている．

B．嚢腫消失・再発予防のために

粘液嚢腫が消失し再発しなければ，薄い皮膚を伴う突出や爪変形がなくなり整容は改善，嚢腫自体が引き起こしていた疼痛は消失する．当院では基本的に，① ヘバーデン結節による骨棘を切除，② 一方通行弁の素地となる関節包を切除，③ 瘢痕を形成する嚢腫切除およびその直上皮膚の切除は行わない方針で手術を行う．しかし，嚢腫が大きく後爪郭にかかり爪変形がある場合は嚢腫退縮時に後爪郭辺縁を歪めたり，稀だが術後に嚢腫が残存したりするので，爪母を傷付けないように留意しながら嚢腫本体を薄くなった直上皮膚と共に切除し，後爪郭辺縁の変形を起こしにくいdorso-lateral finger flapで閉創している．

1）骨棘・関節包切除術（図2）

皮膚切開は側副靱帯と終止伸筋腱の間にある関節包が展開できるようデザインする．筆者は指背側真皮下静脈を温存できる縦切開を好むが，横切

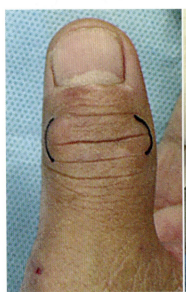
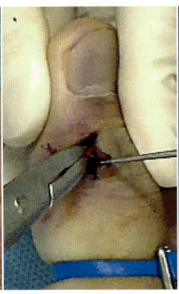
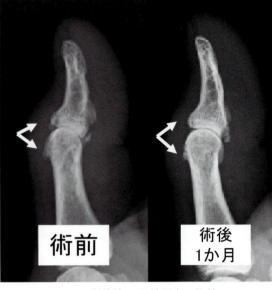

a．皮切デザイン　　　　　　b．Joint debridement　　　　c．術前後のX線写真の比較
　　　　　　　　　　　　　　　　　　　　　　　　　　　矢印：骨棘を指す．術後に小さくなっている．

図 2．骨棘・関節包切除術

開の方が関節包への処理がし易く一般的である．皮切部の皮膚が菲薄化していると術後縫合不全を起こすことがあるので保存的治療で術前に囊腫を縮小させ，皮膚を可及的に正常化させておく．

　リュウエル鉗子で関節包と大きな骨棘を切除し，関節内滑膜が抜き出てくるなら一緒に除去する．終末伸筋腱下面に関節包が残るので，これを鋭匙で掻き取る．同じ部に骨棘が存在することが多く，これも鋭匙で可及的に削るが，関節面を形成している軟骨は傷付けないように鋭匙の向きに留意する．操作中に囊腫は自然排液されることが多い．排液されない場合でも術後数週間で自然退縮するが術直後の整容を改善させるには皮下から穿刺排液するとよい．この joint debridement を粘液囊腫のある片側だけ行う報告もあるが，再発予防が手術目的であるので，両側行うべきである．

　術後合併症には DIP 関節可動域制限が残存・出現する，ヘバーデン結節由来の疼痛が残存する，再発の可能性が皆無ではないことが挙げられる．

2）囊腫切除と皮弁形成術

　以前は粘液囊腫の主たる術式として施行していた方法である．囊腫と直上皮膚を同時切除すると単純縫縮できず，閉創に rotation flap（Kleinert 変法）や transposed flap，advancement flap などの皮弁を用いる報告がある[3)6)10)]．当院では後爪郭にかかる粘液囊腫に対してのみ行う．後爪郭皮膚は非常に薄く皮弁の線状瘢痕の引っ張りにより容易に後爪郭辺縁が歪むので，十分な皮弁厚・移動距離が得られる dorsolateral finger flap を好んで用いている[10)]．Dorsolateral finger flap は指動脈神経束を含めて指側方から後爪郭へ向けて皮弁をデザインし，動脈神経束を切ることなく皮弁に付けて横方向へ移動させる flow-through 型の神経血管柄付き島状皮弁である．

a）囊腫切除と dorsolateral finger flap 形成術（図 3）

　拡大鏡もしくは顕微鏡下に爪母を傷付けないよう囊腫と菲薄化した直上皮膚を切除し，掌側にある指動脈神経束を付けた皮弁を挙上する．動脈神経束を指長軸方向に長く剝離すればその分，皮弁が背側・横方向へ大きく移動できるので，後爪郭を十分に被覆する．多くは V-Y 形成の要領で一次的に創を閉鎖できる．

C．疼痛に対する外科的治療

　粘液囊腫自体が原因の疼痛は囊腫が消失すれば解決するが，ヘバーデン結節による疼痛は囊腫が消失しても残存する．術前の疼痛がどちら由来なのかを見極めるのは容易ではないが，関節裂隙が

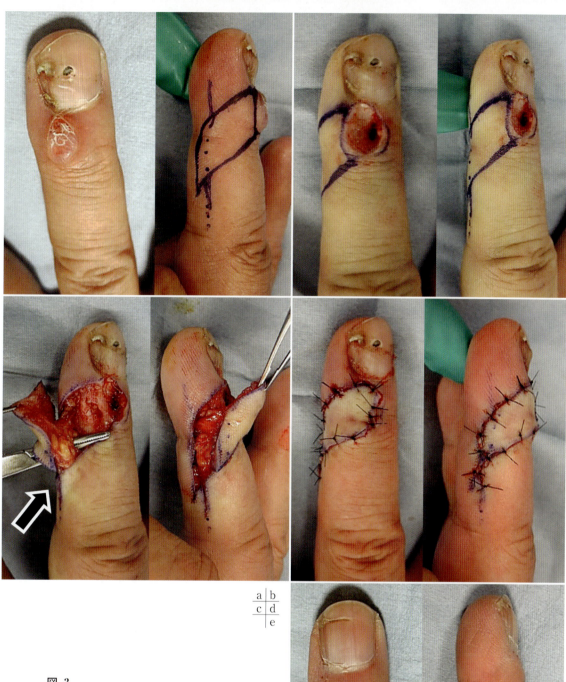
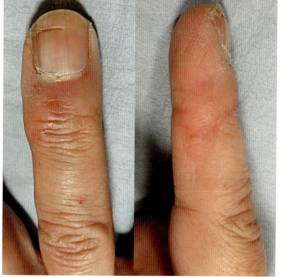

図 3.
Dorsolateral finger flap 形成術
 a：術前
 b：嚢腫切除後
 c：皮弁挙上
  矢印：指動脈神経束
  背側・横方向に皮弁が移動する．
 d：閉創．V-Y 形成
 e：術後半年
  正常爪が新生し自然な後爪郭が回復している．

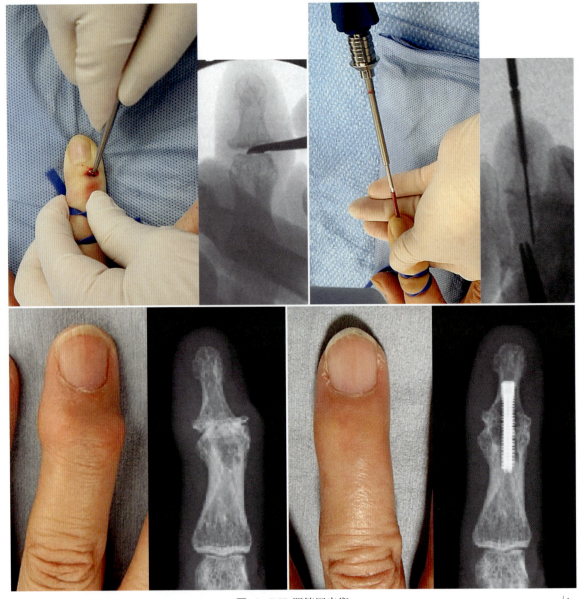

図 4. DIP 関節固定術
a：関節面削り．骨のアライメントを整える．
b：関節固定
c：術前
d：術後 3 年

狭小化し進行したヘバーデン結節が存在すればその可能性は高い．ヘバーデン結節重症例や囊腫消失のための外科治療後に疼痛が残存した症例にDIP 関節固定術を行っている．DIP 関節は動かなくなるが，疼痛は完全消失し，囊腫の再発もなく経時的に関節周囲が細くなるので，整容は良好になる[11]．

1）DIP 関節固定術（図 4）

粘液囊腫により中節骨と末節骨の骨軸がずれたり，ヘバーデン結節のために関節面の凹凸不一致で末節部が傾いたりしているのを徒手的に整復する．骨同士が衝突してアライメントを整えられない場合は DIP 関節背側の小切開から鋭匙で関節軟骨・骨を部分的に削る．指長を短縮させる関節軟骨全切除は必要ない．関節面が密着するように

指尖や側爪郭掌側から刺入した headless compression screw で固定する[12]．徒手的に骨のアライメントが整い，関節面を密着させられる場合は小切開による関節面の形成は不要で，headless compression screw で単純に固定すればよい．術後にシーネ保護などは不要で，すぐ PIP 関節の屈伸運動が可能である．

おわりに

粘液嚢腫はヘバーデン結節に起因するガングリオンである．発生頻度が高く，診断も比較的容易なことから粘液嚢腫そのものの治療に気を取られ，元のヘバーデン結節に対する治療が蔑ろにされやすい．本稿では粘液嚢腫を中心にした治療法を述べたが，ヘバーデン結節に対する啓発，治療介入も大切である．

参考文献

1) 古賀弘志：【さまざまな角度からとらえる爪疾患の多角的アプローチ】爪部に生じるさまざまな腫瘍性病変．MB Derma．258：87-93，2017.
   Summary 爪部に生じる腫瘍性病変が多く列挙され，組織学的特徴も記載されている．

2) 細川 哲，菊池克彦：手指粘液嚢腫に対する最小侵襲手術．日手会誌．29：383-386，2013.
   Summary 手術時に DIP 関節に色素を注入し嚢腫および茎部を染色し，交通があったのは 2/5 例と報告し，その病態を考察した．

3) 坪川直人：【他科に学ぶ形成外科に必要な知識—四肢・軟部組織編】指粘液嚢腫と手関節ガングリオン．PEPARS．121：25-32，2017.
   Summary 指粘液嚢腫について解説し，代表症例で Kleinert 変法を用いている．

4) 峯 博子，鶴田敏幸：指粘液嚢腫に対する保存治療．日手会誌．29：267-270，2012.
   Summary 指粘液嚢腫の保存治療成績を述べる中で，成因に絡めながら考察している．

5) 成田博実：指趾粘液嚢腫の穿刺排液テーピング療法について 自験 116 症例 123 病変の検討．西日皮膚．77：153-158，2015.

6) 北條潤也，面川庄平ほか：【手指の変形性関節症に対する治療】Heberden 結節に合併した mucous cyst に対する local flap 法と単純切除法．整形・災害外科．58：33-37，2015.
   Summary 嚢腫を皮膚ごと切除，同時に骨棘関節包切除をしたのちに local flap で閉創した 35 例 37 指の術後成績の報告．患者立脚型評価も行っている．

7) 谷脇祥通：ヘバーデン結節に合併する粘液嚢腫に対する経皮的交通孔作成術．日手会誌．34：14-15，2017.
   Summary 粘液嚢腫穿刺時に関節包との交通孔を作る手技を報告．

8) 坪川直人，牧 裕ほか：指粘液嚢腫に対する治療法の問題点について．日手会誌．30：453-456，2014.
   Summary 嚢腫摘出をしない骨棘切除のみ行った術後成績を報告し，その問題点を指摘している．

9) 土田芳彦，辻 英樹ほか：手指遠位指節間関節症に合併した Mucous cyst の治療方法．日手会誌．27：430-432，2011.
   Summary 嚢腫を切除せず骨棘・関節包切除を行い，皮弁形成による閉創はしない手術をした 1996 年からの症例の手術成績を報告し，再発例がなく簡便で低侵襲な術式であると推奨している．

10) 桑原眞人，平瀬雄一：指粘液嚢腫．ORTHO PLASTIC SURGERY 四肢再建手術の実際．平瀬雄一ほか編．104-105，克誠堂出版，2013.
    Summary 指粘液嚢腫に Kleinert 変法を用いた症例と dorsolateral finger flap を用いた症例を提示．

11) 戸張佳子，平瀬雄一ほか：Heberden 結節に対して行った関節固定術の中期成績と形態学的変化．日手会誌．31：466-472，2015.
    Summary DIP 関節固定術後 2 年間の骨幅・軟部組織幅を X 線画像で検討した．

12) 桑原眞人，平瀬雄一：Heberden 結節に対する小切開関節固定法．整形・災害外科．55：207-212，2012.
    Summary DIP 関節小切開固定法の具体的手技を報告．

◆特集/手・指・爪の腫瘍の診断と治療戦略
疾患編

手指のグロムス腫瘍

末吉　遊[*1]　磯貝典孝[*2]　平瀬雄一[*3]

Key Words：グロムス腫瘍(glomus tumor)，爪下腫瘍(subungual tumor)，爪床の修復(nail bed repair)

Abstract　グロムス腫瘍は，皮膚の末梢循環を調整する特殊な動静脈吻合よりなるグロムス器官から発生する血管系良性腫瘍である．疼痛，圧痛，寒冷に対する温度過敏性を三徴とし，手の軟部腫瘍の中でも1〜5％と比較的稀な腫瘍とされている．症状があっても画像検査で特徴的な所見が得られない症例もあり，数十年間看過されている症例も多い．手指に圧痛や自発痛を認め，積極的にグロムス腫瘍を疑う症例では，画像に特徴的な所見を得ることができなくても身体所見を重要視し，手術を行うべきである．疼痛を惹起する寒冷刺激検査は感度，特異度ともに高く最も有用である．手術は指尖部爪甲下に存在する腫瘍の場合，経爪床法が最も推奨される．腫瘍多発例も存在するため，手術は拡大鏡や顕微鏡下で摘出し，取り残しがないように切除することが必要である．

はじめに

グロムス腫瘍は，皮膚の末梢循環を調整する特殊な動静脈吻合よりなるグロムス器官から発生する血管系良性腫瘍である．手指に好発するが，微細な腫瘍であり画像所見を得られない症例も存在する．本稿ではグロムス腫瘍の疫学，組織像，術前の所見，手術方法，術後合併症，再発を中心に述べる．

グロムス腫瘍とは

グロムス腫瘍は血管肉腫の一型と考えられていたが，1924年Massonは，腫瘍が皮膚の末梢循環を調節する終末器官であるglomus bodyに由来することを組織学的に述べ[1]，グロムス腫瘍と名付けられた．

疫　学

本邦では，20歳代〜40歳代に多く，男女比は1：2で女性が多い．一般的に，上肢では遠位部，下肢では近位部で発生頻度が高くなるとされており，好発部位は，手指，特に爪床下である．1934年Popoffは，グロムス器官が爪床には中節部の25倍，指腹部は7.5倍存在すると報告しており[2]，グロムス器官の分布が，好発部位と相関している．

有病期間は平均8年であるが，40年という症例もある．症状はあるが，画像検査で特徴的な所見を認められず，診断困難となり，有病期間が長期である症例も多い．

鑑別疾患

粘液嚢腫，神経鞘腫，血管平滑筋腫，Pacini小体過形成，爪周囲炎などが挙げられる．

[*1] Yu SUEYOSHI，〒589-8511　大阪狭山市大野東377-2　近畿大学医学部形成外科
[*2] Noritaka ISOGAI，同，主任教授
[*3] Yuichi HIRASE，〒102-0084　東京都千代田区二番町7-7　四谷メディカルキューブ手の外科・マイクロサージャリーセンター，センター長

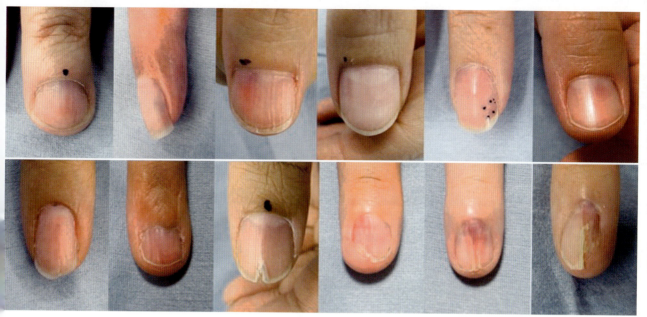

図 1. 身体所見
マーキングは腫瘍の位置を示す.
a：Blue spot　b：爪甲変形

組織像

グロムス腫瘍は間質に粘液沈着を伴うことが知られている. Tsuneyoshi ら[3]は間質の性状によって, ①腫瘍実質が殆どを占める solid type, ②血管が豊富な vascular type, ③粘液沈着を特徴とする myxoid type の3系に分類し, 指に発症するグロムス腫瘍において, myxoid type は約50％, solid type は約30％, vascular type は約20％であると報告している. 飯島ら[4]は有病期間が長い症例ではほとんどが myxoid type であると報告しており, 経時的に腫瘍が粘液変性を起こしているものと考えられる. また, 多発例では vascular type が多いとされている. Vascular type は無痛である症例もあり, 腫瘍の取り残しの一因となっていると考えられる.

臨床症状と身体所見

グロムス腫瘍の主症状は Carroll の3徴(圧痛, 自発痛, 寒冷刺激)が知られている[5]. 診断手技としては, 冷水に患肢を浸し疼痛が増強するかを見る Cold sensitivity test, 患肢を駆血し症状が減じるかを見る Hildreth test がある. Bhaskaranand ら[6]は Cold sensitivity test は, 感度100％, 特異度100％であり, Hildreth test は感度71.4％, 特異度78％と報告している.

その他の身体所見としては, 爪甲変形(25％), 腫瘍の透見(21％)(図1)などが挙げられる. 実際に腫瘍の存在が明確な際には診断が容易であるが, 症状のみでは, 診断までに発症後数十年看過されてしまう症例もある.

腫瘍遠位に暗赤色の線条を呈することがあるが, 線条下には腫瘍は存在せず, 実際には爪母部に存在することが多い. 限局する疼痛部位に腫瘍が存在するため, 麻酔前に鑷子のような金属で圧迫するなどして, 疼痛部位に印をつけておくとよい.

画像所見

画像診断としては, 超音波検査, X線検査, MRI 検査があるが, グロムス腫瘍の評価においては簡便に施行可能な超音波検査が最も有用である.

超音波検査では, hypoechoic area として描出され, カラードップラーでは, 腫瘤内やその周囲に豊富な血流が描出される像が典型的である. 簡便に腫瘍を連続的に評価することが可能で, 血流評価することも可能である(図2).

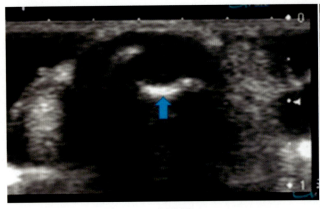
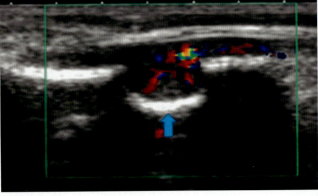

　　　　　a．冠状断　　　　　　　　　　　　　　　　　b．矢状断（カラードップラー）
図 2．超音波検査所見
グロムス腫瘍は境界明瞭で均一な低信号として腫瘤が描出される．腫瘤内，辺縁に豊富な血流を認める．

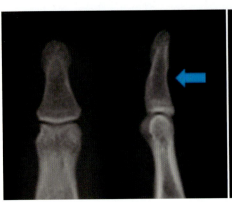
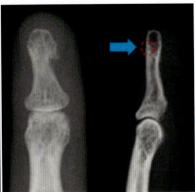

　　　Grade Ⅱ　　　　　　　　　Grade Ⅲ　　　　　　　　　Grade Ⅳ

図 3．X 線所見（藤井分類）（文献 9 から引用）
藤井らの X 線分類　Grade Ⅰ：変化のないもの
　　　　　　　　　Grade Ⅱ：骨幅 1/3 以下の骨侵食像
　　　　　　　　　Grade Ⅲ：骨幅 1/3 以上のもの
　　　　　　　　　Grade Ⅳ：骨萎縮，腫瘍石灰化などの所見をもつもの

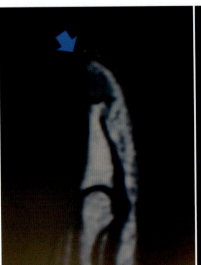
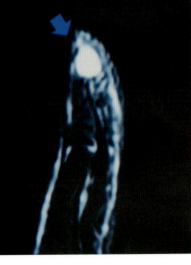

図 4．
MRI 検査所見
　a：T1 強調像
　b：T2 強調像

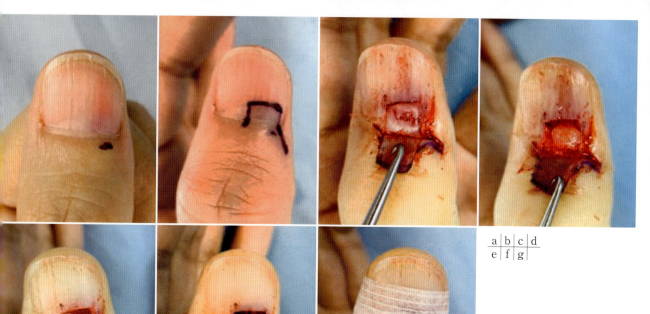

図 5. 手術所見
a：患者に疼痛部にマーキングをさせてから麻酔をする．
b：印の周囲にコの字に切開線を設定する．後爪郭近傍，かつ辺縁に近い腫瘍に対しては，片側の後爪郭切開を追加する．後爪郭近傍，かつ中央に存在する腫瘍に対しては，両側の後爪郭切開を追加する．
c：爪甲下に辺縁より爪甲剝離子を挿入し，爪甲と爪床を剝離する．
d：腫瘍上の爪床をメスで切開し，腫瘍を露出させる．腫瘍は一塊として摘出する．摘出後は周囲に娘腫瘍がないかを確認する．
e：爪床は 8-0 吸収糸で縫合する．
f：翻転していた爪甲を戻し，後爪郭を 5-0 ナイロンで縫合する．
g：爪甲上にテープを貼り固定する．

X 線検査では，グロムス腫瘍は骨浸潤をきたし，主に骨侵食像を認める．また辺縁に軽度の骨硬化を伴う辺縁平滑な陥凹像や腫瘍石灰化像なども認める．藤井ら[7]は X 線検査において，骨浸潤の程度で分類し，骨変化をきたすグロムス腫瘍は 53.2％存在したと報告した（図 3）．

MRI 検査では，T1 強調像で低〜中信号，T2 強調像で高信号を認める．Trehan ら[8]は，MRI での腫瘍陽性率は約 67％と報告している．MRI 検査は，非典型的な部位の腫瘍や，骨浸潤を認めない症例では描出が困難であり，数 mm の微細な腫瘍では，MRI のスライス間の gap に入ってしまい，

描出困難となることもある（図 4）．

我々は 100 例の治療経験について報告した[9]．その結果，X 線で特徴的な所見を認めた症例では，有病期間は平均 11 年と長期の傾向にあったが，腫瘍径の大きさは，X 線所見を認めなかった症例の平均の腫瘍径と比較しても変わりなかった．骨浸潤は有病期間との相関していた．

手術方法

手術方法はアプローチや展開の仕方において様々な報告がされており，全抜爪法，部分抜爪法，爪甲縁切開法，爪甲部分切開法などがある．全抜

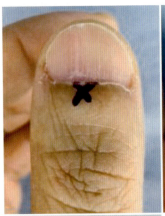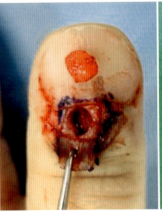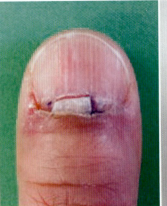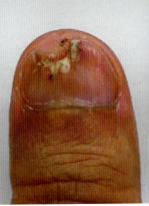
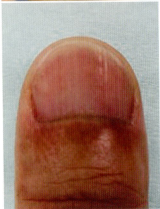

図 6.
術後経過例
　a：前所見
　b：術中所見
　c：術後 2 週目
　d：術後 3 か月
　e：術後 12 か月

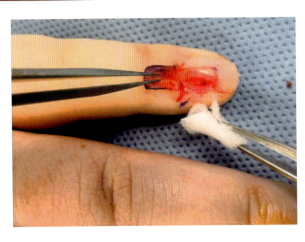

図 7.
人工真皮使用例
腫瘍が大きく，爪床修復後も爪床の陥凹変形が予期される場合に人工真皮のコラーゲン部分を使用し充填し，爪床を縫合する。

爪の報告も多いが，爪母の損傷により術後爪甲変形となる可能性がある．爪床を切開しない爪甲縁切開法は，術後に爪甲変形は少ないものの，腫瘍の展開が悪く，爪甲縁に創が残る．爪甲部分切開法は爪母を損傷しにくく低侵襲であり，有用である[10]．爪母に近い腫瘍であれば，後爪郭切開を追加し爪甲を翻転することで腫瘍直上よりアプローチすることが可能である．これにより良好な展開を得ることができ，取り残しリスクの低減でき，我々は好んで選択している（図5）．爪床を拡大鏡下もしくは顕微鏡下で扱い，修復することにより更に爪甲変形の予防が可能である．巨大な腫瘍の場合，爪床を修復しても爪床が陥凹し爪甲変形をきたす症例もある．単純に爪床を縫合して陥凹変形を認める際には，我々は人工真皮のコラーゲンを充填する．コラーゲンは乾燥状態で爪床した組織欠損部に挿入し，爪床を縫合することで爪床を平坦化する．これにより爪床の瘢痕収縮が軽減し，術後の爪甲変形の発生を予防すると考えている（図6，7）．

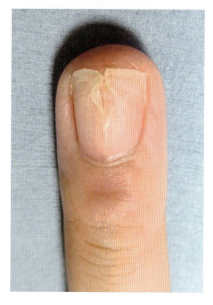

図 8.
術後爪甲変形
爪甲縦裂

術後合併症

疼痛残存と術後爪甲変形がある.

疼痛残存の原因は,① 腫瘍の再発,② 爪床下瘢痕の存在,③ 神経枝の損傷が挙げられる.術後経過観察し疼痛が軽減しない症例は,腫瘍再発を疑い,超音波検査で確認すべきである.

爪甲変形は爪甲部分切開法による術後変形が報告されている.爪甲縁切開法では,術後爪変形は予防できるかもしれないが,腫瘍残存のリスクが上昇する.爪床を愛護的に扱い,3次元的に修復することで爪甲変形は最低限に予防できる(図8).

再　発

グロムス腫瘍の再発は,約10%とされ,原因としては,腫瘍の取り残しが最も考えられる.取り残しのリスク要因としては,被膜のない例,骨浸潤例,腫瘍の多発例がある.被膜のない例は,腫瘍自体ももろく,境界不明瞭で,完全切除が困難な上に,周囲に娘腫瘍が多発していることが多い.骨浸潤例では,末節骨対側まで腫瘍浸潤を認め,完全摘出が困難な症例もある.腫瘍多発例も全グロムス腫瘍の約16%に存在するが[11],症状がない例もあり,注意が必要である.また,神経線維腫症1型で起こる遺伝子変化がグロムス腫瘍と関係しているとの報告[12]があり,このような内因性の発生や再発もある.

グロムス腫瘍が一指に複数個存在する可能性を常に念頭に置き,取り残しの予防のために展開のよい切開で,拡大鏡下もしくは顕微鏡下に手術を施行すべきである.

まとめ

● グロムス腫瘍は比較的稀な腫瘍であるが,症状(自発痛,圧痛)が存在する症例は,画像所見を伴わなくとも手術を施行するべきである.
● 手術は取り残しを防ぐために,爪甲部分切開(＋後爪郭切開)で,腫瘍直上から展開し,拡大鏡下もしくは顕微鏡下で摘出する.爪床を愛護的かつ3次元的に修復し,爪甲変形を予防すべきである.

参考文献

1) Masson, P.: Le glomus neuromyo-drterialeds resions tactiles et ses tumeurus. Lyon Chil. **21**: 257-280, 1924.
2) Popoff, N. W.: The digital vascular system. Arch Path. **18**: 295-330, 1934.
3) Tsuneyoshi, M., Enjoji, M.: Glomus tumor—a clinicopathologic and electron microspic study. Cancer. **50**: 1601-1607, 1982.
4) 飯島謹之助ほか:手指におけるグロムス腫瘍の病理組織学的検討.整形・災害外科.**38**: 64-71,

1995.

5) Carroll, R. E., et al.：Glomus tumors of the hand：review of the literature and report on twenty-eight cases. J Bone Joint Surg Am. **54**：691-703, 1972.

6) Bhaskaranand, K., et al.：Glomus tumour of the hand. J Hand Surg. **27**：229-231, 2002.

7) 藤井正敏ほか：グロームス腫瘍33例の検討. 整形外科. **38**(5)：621-630, 1987.

8) Trehan, S. K., et al.：Characteristics of Glomus Tumors in the Hand Not Diagnosed on Magnetic Resonance Imaging. J Hand Surg Am. **40**：542-545, 2015.

9) 末吉　遊, 平瀬雄一：手指グロムス腫瘍100例の治療経験. 日手会誌. **33**(3)：278-283, 2016.

10) 児島　新, 漆崎亜弥：爪下グロームス腫瘍. 平瀬雄一, 矢島弘嗣編. Orthoplastic Surgery 四肢再建手術の実際. 100-103, 克誠堂出版, 2013.

11) 稲岡正裕ほか：Glomus 腫瘍—6 例の経験と考察—. 整形・災害外科. **27**：1937-1942, 1984.

12) Brems, H., et al.：Glomus tumors in neurofibromatosis type 1：genetic, functional, and clinical evidence of a novel association. Cancer Res. **69**：7393-7401, 2009.

図説 実践 手の外科治療

東京慈恵会医科大学前教授　栗原邦弘／著

2012年5月発行　オールカラー　B5判　262頁　定価8,000円＋税

日常手の外科治療に必要な知識を詳細に解説！
手外科専門以外の先生方にもお読みいただきたい網羅的書籍！

<総論>
- I　手の外科診療の基本姿勢
- II　手の基本解剖・機能（手掌部・手背部の皮膚／手・指掌側皮線／手掌部 land mark と深部組織／感覚機能／破格筋／種子骨／副手根骨／基本肢位と運動）
- III　手の外科治療における補助診断（画像検査／その他の検査）
- IV　救急処置を必要とする手部損傷（全身管理を必要とする外傷／局所管理を必要とする外傷）
- V　手部損傷の治療原則（手部損傷の初期の対応／手部損傷の初期治療）

<実践編>
- I　皮膚軟部組織損傷（手指高度損傷／手袋状皮膚剥脱創（手袋状剥皮損傷）：degloving injury／指（手袋状）皮膚剥脱創：ring avulsion injury／指先部組織欠損）
- II　末節骨再建を必要とする手指部損傷（人工骨を用いた指先部再建／趾遊離複合組織移植による再建）
- III　手指部屈筋腱損傷（基礎的解剖と機能／手部屈筋腱損傷の診断／指屈筋腱断裂の治療／術後早期運動療法）
- IV　手指部伸筋腱損傷（指伸筋腱の解剖／保存療法／観血的療法／術後療法／手指伸筋腱の皮下断裂）
- V　末梢神経障害（診断／治療／橈骨神経損傷／正中神経損傷／尺骨神経損傷）
- VI　骨・関節の損傷（関節脱臼／骨折）
- VII　炎症性疾患（非感染性疾患／感染性疾患）
- VIII　手指の拘縮（皮膚性拘縮／阻血性拘縮，区画症候群／Dupuytren 拘縮）
- IX　手指部腫瘍（軟部腫瘍／骨腫瘍）
- X　特異疾患（爪甲の異常／特異な手・指損傷）

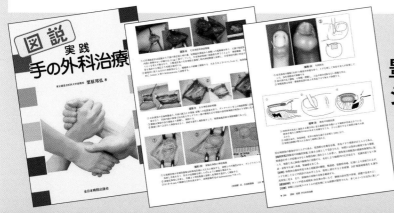

豊富な症例写真とシェーマで詳説！

㈱全日本病院出版会

〒113-0033　東京都文京区本郷 3-16-4
TEL：03-5689-5989　FAX：03-5689-8030
https://www.zenniti.com

◆特集／手・指・爪の腫瘍の診断と治療戦略
疾患編
手指の血管腫・血管奇形の外科治療

成島三長[*1]　石浦良平[*2]　古屋恵美[*3]　藤田純美[*4]
椴野可南子[*5]　三井康平[*6]　光嶋　勲[*7]

Key Words：血管奇形(vascular malformation)，切除(excision)，手(hand)，指(finger)，皮弁(flap)

Abstract　手指の動静脈奇形は血管奇形の中では好発部位である．外科的治療法の根本は，できる限り全摘除による根治を目指すことであり，その目的は，整容性・機能性・症状の改善である．しかし正常組織に犠牲を強いることもあり，逆に悪化させる可能性もある．植皮による再建や厚みのある皮弁での再建は術後の手指の機能障害の原因となると考えている．このため再建には薄いくしなやかな皮弁，特にSCIP flapを用いることが多い．外科治療はリスクと得られる利益を天秤にかけて治療を行う必要がある．

はじめに

　四肢は血管腫・血管奇形の，全体の6割程度を占める好発部位であり，特に上肢・手・指においては，その整容性や疼痛コントロールなど，症状によって治療が必要になることが多い．現在，血管腫・血管奇形の治療は切除術・塞栓硬化療法・薬物療法・レーザー治療が一般的に行われているが，今回はその中で外科的治療法について述べたいと思う．

　ただし，血管腫については，第一選択は現在ほぼβブロッカーによる薬物療法であり，今回は血管奇形について述べる．

血管奇形に対する外科的治療の考え方

　外科的治療法の根本は，悪性腫瘍ではないので絶対ではないが，できる限り全摘除による根治を目指すことである．その目的は，整容性・機能性・症状の改善である．しかし良性疾患であり，外科的治療を行うことによって，正常組織に犠牲を強いることもあるため，この目的を逆に悪化させる可能性もある．リスクと得られる利益を天秤にかけて，患者およびその家族にそのどちらも十分に話し，理解を得て，さらに切除によって起こり得る手指切断などの最悪な場合があることも了承を得てから治療を行う必要がある．

血管奇形の種類

　血管奇形には大きく分けて，動静脈奇形・静脈奇形・リンパ管奇形・毛細血管奇形の4つがあり，これらのいくつかが混在する混合型が存在する．なお動脈単独の奇形は報告されていない．

[*1] Mitsunaga NARUSHIMA，〒514-8507　津市江戸橋2丁目174　三重大学医学部形成外科，教授
[*2] Ryohei ISHIURA，同，助教
[*3] Megumi FURUYA，〒270-0034　松戸市新松戸1-380　新松戸中央総合病院形成外科
[*4] Minami FUJITA，三重大学医学部形成外科，助教
[*5] Kanako DANNO，同，助教
[*6] Kohei MITSUI，同，医員
[*7] Isao KOSHIMA，〒734-8551　広島市南区霞1-2-3　広島大学病院国際リンパ浮腫治療センター，特任教授

表 1. 動静脈奇形の病期分類（Schöbinger's classification）

stage Ⅰ. **静止期**	：皮膚紅潮，温感	
stage Ⅱ. **拡張期**	：血管雑音，拍動音の聴取，増大	
stage Ⅲ. **破壊期**	：疼痛，潰瘍，出血，感染	
stage Ⅳ. **代償不全期**	：心不全	

手指の血管奇形の外科的治療

今回は，特に治療の際に悩む，動静脈奇形および静脈奇形について述べる.

1．治療介入のタイミング

動静脈奇形の場合には，臨床所見の分類であるSchöbinger 分類（表1）が考慮に用いられる[1]. タイミングとしては stage Ⅲ（疼痛，潰瘍，出血，感染）に対して行うことが多いが，それは治療リスクより症状や機能障害が，害よりも益が上回る可能性があると判断することが多いためである. しかし実際には，それまでの増大傾向とその後の経過を時系列的に考え，比較的早期あるいは軽症の時期に治療を進めることがよいこともある. つまり若年において増大傾向があり，今後人生を全うすると仮定するとどこかで stage Ⅲ 以上となる可能性が高く，外科的治療によって根治を得られたとすると，stage Ⅲ になった場合よりも外科的治療による機能障害を許容できると判断した場合である. ガイドラインにおいても様々な文献においても対象患者の年齢，部位，症状，病期，治療の奏効度や合併症頻度などから一定の目安が得られないと推察すると述べられている[2]. 手指に認めるAVM は治療に困難をきたすことが多く，特にAVM が指から手掌に広がる場合は治療効果が得られにくいとされている. 塞栓療法では根治は難しいので，疼痛などの症状緩和を目的に症状を認める部位にのみ行う方がよい. 治療にあたっては手指切断に至ることがあることを十分に患者・家族に認識・許容していただくことが必要になる.

静脈奇形の場合には，外科的治療については硬化療法という選択肢を選ぶこともある. しかし完全切除でき，その後の再建が可能である場合で，整容的・機能的にも許容できると判断した場合，切除術を選択する. 一部残存したとしても，硬化療法によってコントロールできることが多い. ただ中には，slow flow type というほとんどカラードップラーエコーでその flow がないパターンから intermediate type という微小な動静脈シャントを持つものに変化することがあるため，静脈奇形の切除後硬化療法の場合には注意が必要である[3].

2．外科的治療前の検討事項

A．切除範囲の確認

1）動静脈奇形

特にナイダスと呼ばれるシャント部分の切除が重要と言われている. どの部分に存在するのかを術前の CT や血管造影検査で確認する. 一般的に複数存在する. 1つのみ存在することもあるが，その場合は外傷性 AVF（arterio-venous fistula）と呼ばれる後天的なもののこともある. 切除をどこまで行うかは，はっきり決めることが難しい場合もある. 術前の造影 CT および血管造影結果，さらにはカラードップラーエコーを用いて血管奇形の存在する部位を全切除することにしている.

2）静脈奇形

切除範囲を決めるにあたって動静脈奇形と違い，血流が非常に緩やかなため造影 CT や血管造影では描出されないことも多い. MRI による検討が最も効果的である. その際には脂肪抑制 T2WIと STIR（short T1 inversion recovery）による撮影は含める. この際 flow-void（血流の確認）がないこと，静脈石の存在の有無（静脈石が存在する場合には流れが非常に緩やかで，硬化療法が効果的であることが示唆される）についても確認しておく.

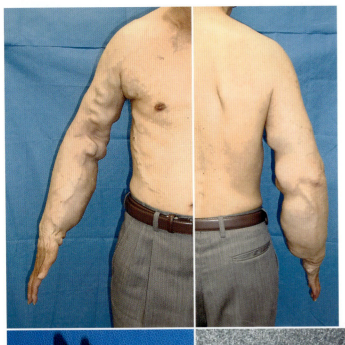
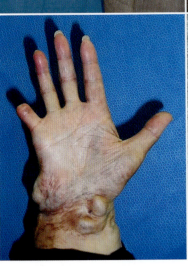
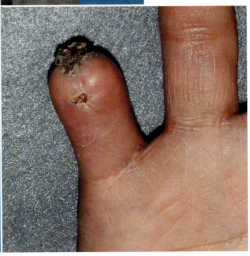

a	b
c	d

図 1.
症例1：65歳，男性．右上肢 AVM
a，b：AVM が上肢全長から腋窩まで存在
c：手関節内側部の部分切除
d：不定期な潰瘍化と治癒を繰り返したことによって短縮した小指先端

3）注意点

中途半端な検査と計画で中途半端に切除することは，将来的な増大および病状の悪化，さらには次の治療を困難にすることにつながることがあるため慎んだ方がよい．年齢を考慮して経過観察というのも1つの選択肢である．

症例1：65歳，男性（図1）

幼少期，特に症状はなかったが，近医にて手関節部の数 cm 大の AVM を切除されたのち急性増大し，右上腕すべてが切除不能な AVM となり心不全（Schöbinger 分類 stage Ⅳ）となっている．た だしその後は10年のフォローで大きな変化はなく，時折指の血行不良潰瘍が出現するので，潰瘍治療のみを行っている．

症例2：63歳，男性（図2）

耳介部に拍動性の AVM を認め来院した．出血などはなかったため，5年間フォローし大きな変化ないため，年齢的にも今後 stage が変化する可能性は低いと判断し，無理に切除は行わなかった．

B．術前塞栓療法の有無についての確認

手指の場合，術前塞栓は用いないことが多い．それはターニケットによる駆血が行え，出血のコントロールが可能であるからである．特に術前塞

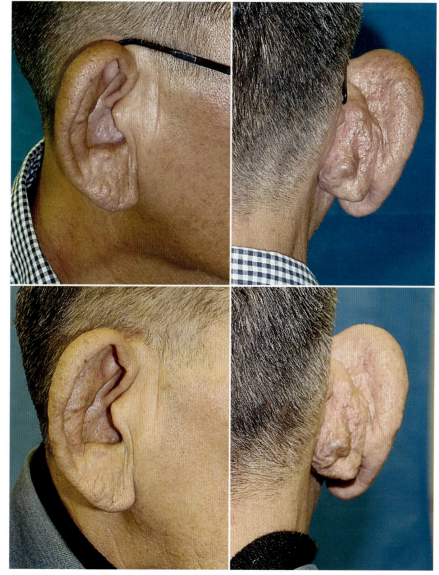

図 2. 症例 2：63 歳，耳介 AVM，無治療
a，b：5 年前の状態
c，d：5 年経過後．大きな変化なし

栓療法を行うことによって術後再建に遊離皮弁移植する際に，塞栓によって吻合血管が使用できないリスクとなることもある．上腕に動静脈奇形があり駆血による出血コントロールが難しいと判断される場合には術前塞栓療法を併用する．術前塞栓療法は手術前 3 日以内がよいとされている．これは間隔が長くなると塞栓した血管の再開通や側副血行路が発達したり，病変の増大をきたし手術が困難になるという報告があるためである[2]．

C．再建方法について

縫縮できる場合には問題ないが，手指の場合に再建が必要になることが多い．この際薄くしなやかな皮弁による再建が薦められる．植皮による再建や厚みのある皮弁での再建は術後の手指の機能障害の原因となると考えている．血管奇形を含めた軟部組織を切除した部位には，術後機能障害の出ないような皮弁での被覆を検討する．個人的には鼠径部から SCIP flap を採取して再建すること

が多い．これは皮膚が薄く，また隠れる部位であることが大きい．再発の可能性と犠牲を考慮して，足指の皮弁を移植することもある．

D．SCIP flap 移植について

鼠径部の浅腸骨回旋動脈の浅枝または深枝を利用する．術前に造影 CT およびカラードップラーにて走行を確認しておく．鼠径部 1 cm 下で鼠径靱帯に沿って平行に切開したのちこの血管を同定し，末梢側に顕微鏡下に剥離を進める．真皮内に到達したところで，マーキングを行う．この真皮内に入るところを pure skin perforator（PSP）と呼んでいる．PSP を傷つけないようにしながら，皮弁のデザインを再度行い，皮弁を浅筋膜層で挙上する．挙上後，血管をクリップで一時的に駆血し，出血がない状態で脱脂術を追加する．脱脂術が終わったら，クリップを外して血流を確認する．動静脈奇形の場合，静脈圧が高いことも多い．もし浅腸骨回旋静脈（浅腸骨回旋動脈の伴走静脈とは別に存在）が存在した場合にはこれも温存し，静脈吻合用の血管を 2 本用意しておいた方が血栓による皮弁壊死のリスクを下げ安全と思われる．

皮弁採取において，あと 2 つ気にしていることがある．① 血管吻合直前まで皮弁は切り離さない．これは再建される側の血管の状態が悪い場合があるので，吻合血管を決めたら動脈から拍動性の出血を認めるか，静脈からの逆血が拍動性に出ていないか，を確認してから皮弁を切り離さないと，場合によっては予定部位よりさらに血管茎の長さが必要になったり，血管径の合う血管を再度探す時間がかかり皮弁の生着に影響を及ぼす危険性があるためである．② 切り離す時には皮弁の動脈から結紮切離し，静脈を後にする．ほかの皮弁では状況によって静脈を結紮してから動脈を結紮していたが，この薄い PSP 皮弁の際にうまくいかなかった時に静脈から結紮していた場合が 2 回続いたためこのようにしている．

また，鼠径部位では，骨や神経も同時に挙上できるので血管奇形でこれらを切除した場合には再建に用いることが可能である．

1）術中の注意点

ターニケット：しっかりと駆血する必要がある

が，血管奇形内には血の貯留を残しておいた方が，切除の際に範囲がわかる．疼痛が強かったり，出血で長期間利用していない手の場合には一般的な駆血によっても神経症状が一時的に出ることがあるので注意する．指の血管奇形の場合に，屈筋腱や伸筋腱と骨との間にも入り込んでいることもあるので，可及的に切除する．爪については可能な限り残しているが，時期を逃すと末節骨が溶解して爪母もダメージを受けて再生しないので切除時期は重要である（図 3）．

2）術後の注意点

患肢挙上の上，術後プロスタグランジン製剤（40 μg×2/日）とヘパリン 1 万単位持続/日を 1 週間行っている．皮弁移植後は術後 10 日目より指の関節拘縮を予防する意味でリハビリを開始する．基本的には指のワイヤー固定は行っていない．

症例 3：74 歳，母指動静脈奇形

フォローしていただいていた病院では切断しか方法はないと言われていた．当院にて母指温存の可能性があるとのことで，切除再建を希望された．

母指動静脈奇形を母指基部から指尖部まで切除．この際爪母と爪床を温存し切除した．右鼠径部より thin SCIP flap を挙上し被覆．Snuff box にて血管吻合を行った．皮弁の基部は bulky であったため，後日切除を追加した．Thin flap とすることで皮弁の厚みによる屈曲制限が防げるが，経験が少ない場合には IPJ の部分は薄くし，基部は厚みをつけて皮弁壊死のリスクを防ぎ，後日基部の厚みを修正してもよい．また今回，温存した爪は細く肥厚した爪となった．これについては周囲の指動脈の枝を切除しており，術前の血流障害の状況と皮弁の血流に依存するため安定的にきれいな爪を温存することが難しい場合がある．全く爪がないよりはあった方がよいという意見もある．しかしもしきれいな爪でなく本人が切除を希望すれば後日でも切除は可能であるので，まずは温存してもよいのではないかと考えている．この温存によって AVM が再発することは今のところ認めていない（図 3）．

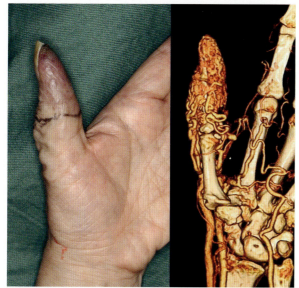

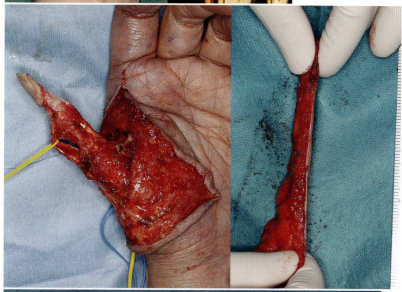

図 3.
症例 3：74 歳，母指 AVM

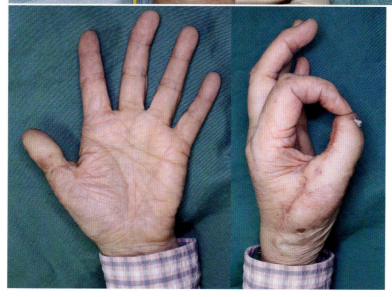

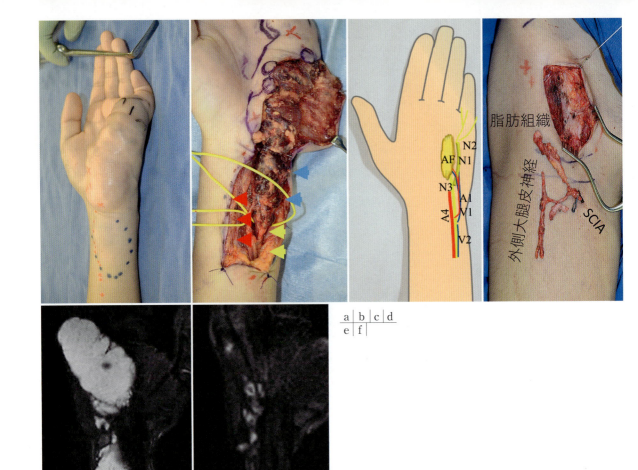

図 4-a～f. 症例 4：12 歳，手掌前腕静脈奇形
a：切除前
b：切除術中．青矢印：静脈奇形，黄矢印：尺骨神経
c：手術シェーマ
d：再建組織．SCIA：浅腸骨回旋動脈
e：術前 MRI 画像
f：術後 6 か月 MRI 画像
(参考文献 4 より一部引用)

症例 4：12 歳(手掌前腕部静脈奇形)[4)]

2 歳よりフォローを行っていたが 11 歳に小指に疼痛が出現．MRI 上，前腕遠位から手掌部にかけて尺骨神経の巻き込みを認めた(図 4-e)．ピアノを習っており，術後尺骨神経麻痺のリスクについてもお話の上，手術に臨んだ．ターニケットにて駆血後，顕微鏡下に尺骨神経を巻き込んだ静脈奇形を丁寧に切除(図 4-a)．

尺骨神経の深枝(運動枝)は剝離温存，浅枝を一部切除することとなったため，右鼠径部より血管付き外側大腿皮神経 10 cm・浅筋膜と脂肪組織を挙上した(図 4-d)．動脈は，尺骨動脈の穿通枝を

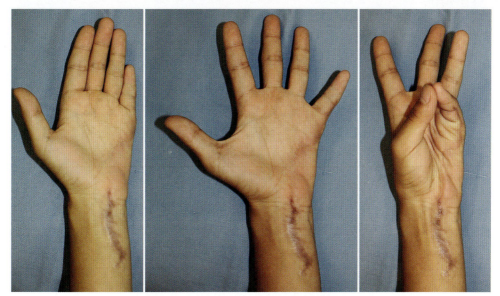

図 4-g. 症例 4：12 歳，手掌前腕静脈奇形
g：術後 1 年．内外転および対立機能正常．知覚 SW
テスト：小指 2.36，環指尺側 2.36，環指橈側 2.36
（参考文献 4 より一部引用）

用いて端側吻合．静脈は皮静脈に 1 本吻合し，もう 1 本は伴走静脈に吻合した（図 4-c）．

吻合後移植神経上，特に末梢側に浅枝を付けた脂肪弁にてカバーした．VM が皮膚直下まで存在した部位の皮膚を切除したのちに皮膚を縫合し，手術を終了した．

術直後は，感覚神経は全体に痺れがあったが，徐々に回復．また環指・小指の外転・内転，および母指対立も直後は麻痺していたが，1 週間ほどで回復した．術後 1 年で，SW テストは小指 2.36，環指尺側 2.36，環指橈側 2.36 であった[4]（図 4-g）．

最後に

1846 年の世界初の全身麻酔が，エーテルを用いて Massachusetts General Hospital で行われたのは医学史の中でも最も有名な話の 1 つであるが，この際，術者の John Collins Warren が手術したのは，頸部の cavernous hemangioma（静脈奇形）の患者であった．また 1919 年 Halstead が AVM 治療は大変難しいことを述べており，近代医学において 100 年以上前から現在まで良性腫瘍にもかかわらずいまだに満足のいく完璧な治療法はできていない．外科的治療を行う時には，そのことをいつも念頭に，本当にこの治療が最良なのか自問自答しながらに取り組むことが重要である．

参考文献

1) Enjolras, O., et al.：ISSVA classification. Color Atlas of Vascular Tumors and Vascular Malformations. Cambridge University Press, New York, 2007. p.1-11.
2) 血管腫・血管奇形・リンパ管奇形診療ガイドライン 2017．第 2 版．2017 年 3 月 31 日．
3) Kaji, N., et al.：Experience of sclerotherapy and embolosclerotherapy using ethanolamine oleate for vascular malformations of the head and neck. Scand J Plast Reconstr Surg Hand Surg. 43(3)：126-136, 2009.
4) Narushima, M., et al.：Surgical treatment and pathological findings of venous malformations involving a nerve. J Reconstr Microsurg Open. 1：122-124, 2016.

好評

骨・軟部腫瘍診断の熟達者が伝えたい，見逃さないための **44** 視点

見逃さない！
骨・軟部腫瘍外科画像アトラス

大幸　俊三/著　日本大学医学部客員教授

- 2014年5月刊
- 本体価格 6,000円＋税
- B5判・150頁
- オールカラー
- ＜全169症例画像を呈示＞

部位別に疾患を示し，さらに代表症例には著者の経験から得た「視点」を交えながら診断のコツを解説．日常診療で「これは？」と疑うとき紐解きやすいよう，使いやすさに工夫を凝らした一冊です．

[主な項目]
Ⅰ．総　論
1．骨・軟部腫瘍の悪性度
2．骨・軟部腫瘍の確定診断
3．骨・軟部腫瘍の診断と治療の手順
4．自覚症状　　5．術前の問題点
6．中間群、低悪性、高悪性腫瘍の局所治療
7．切除後充填/骨移植　　8．血管移植/方法
9．遊離/有茎筋皮弁による再建法
10．化学療法　　11．術後合併症
12．骨・軟部腫瘍の分類
13．穿刺生検　　14．切開生検の pitfall
15．不適切手術後の治療　　16．切除縁評価
17．骨・軟部腫瘍切除後機能評価
18．骨・軟部腫瘍と代表症例の解説（発生年齢・部位・治療）
Ⅱ．カラーアトラス：発生部位の骨・軟部腫瘍疾患一覧

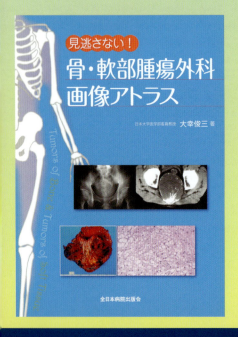
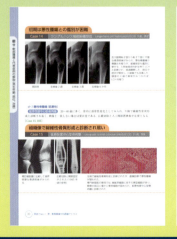
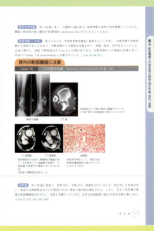

全日本病院出版会　〒113-0033 東京都文京区本郷 3-16-4　Tel:03-5689-5989
http://www.zenniti.com　Fax:03-5689-8030
お求めはお近くの書店または弊社ホームページまで！

◆特集/手・指・爪の腫瘍の診断と治療戦略
疾患編

脈管奇形のIVR治療

大須賀慶悟[*1]　清家志円[*2]

Key Words：静脈奇形(venous malformation)，動静脈奇形(arteriovenous malformation)，インターベンショナル・ラジオロジー(interventional radiology)，血管塞栓術(embolization)，硬化療法(sclerotherapy)

Abstract　静脈奇形や動静脈奇形などの脈管奇形は，全身どの部位にも発生するが，巧緻運動を担う手の病変では，疼痛・腫脹・運動機能障害などにより生活支障をもたらす．インターベンショナル・ラジオロジー(IVR；画像下治療)の技術による血管塞栓術や硬化療法は，低侵襲的で反復が可能で，手の機能を温存しつつ症状改善が期待できる．しかし，手の病変は，しばしば指動脈や神経と近接しており，IVRに伴う合併症のリスクも高い．したがって，治療の適応や時期は，症状の程度や進行に応じて患者毎の判断が必要で，診療科の枠を越えた横断連携が重要である．

はじめに

　小児から成人まで幅広い世代に発生する脈管奇形は，全身どの部位にも発生するが，特に巧緻運動を担う手の脈管奇形では，疼痛・腫脹・運動機能障害などにより生活支障が大きい．また，病変はしばしば筋肉・腱・神経など深部組織に浸潤し，完全切除が困難な場合が少なくない．インターベンショナル・ラジオロジー(IVR：画像下治療)の技術による脈管奇形に対する硬化療法や血管塞栓術は，低侵襲かつ反復が可能である．本稿では，IVRの主な対象である静脈奇形および動静脈奇形(AVM)に対する治療の実際について紹介する．なお，脈管奇形に対するIVRについては，本誌2009年 No.32「手の血管奇形に対する血管内診療の実際」[1]，同2012年 No.71「動静脈奇形(AVM)に対する塞栓療法」[2]，および同2019年 No.145「脈管奇形診療におけるIVR」[3]などの拙著も参照頂きたい．

IVRの適応

　脈管奇形の治療の適応や開始時期は，症状の程度，進行や病変の進展範囲に応じて，合併症リスクも考慮しながら個別判断が必要である[4]．我々は，症状の訴えや機能障害が目立たない間は経過観察とし，症状の進行や病変の増大があれば，治療介入を検討している．限局性病変では外科的な根治切除も考慮するが，手術困難な場合は，IVRを優先している．ただし，広範囲に浸潤する病変は，IVR単独での制御もしばしば困難である．また，不可逆性の壊死の進行や活動性感染があれば，IVRは適用しにくい．

[*1] Keigo OSUGA，〒565-0871　吹田市山田丘 2-2　大阪大学大学院医学系研究科放射線統合医学講座放射線医学
[*2] Shien SEIKE，大阪大学大学院医学系研究科器官制御外科学講座形成外科学

手の動脈造影について

動脈の関与が乏しい静脈奇形は，基本的に動脈造影の適応はない．一方，AVM は，ナイダスの血管解剖や治療中に刻々と変化する血行動態を評価するために動脈造影は不可欠である．大腿動脈アプローチは，カテーテル操作はしやすいが，大動脈弓部を経由するため，脳塞栓症リスクを伴う．また，体格が大きい患者では，手・指に到達するには，マイクロカテーテルの長さが足りないことがある．一方，上腕動脈アプローチは，肘関節付近で穿刺するが橈骨動脈・尺骨動脈の分岐部が近過ぎると，カテーテルの入れ分けが難しくなる．また，上腕動脈が肘関節より近位（高位）で分岐することもあるので，穿刺前に超音波で確認しておくとよい．

動脈造影では，高画質・高速撮影による DSA （digital subtraction angiography）で，病変への流入動脈，指動脈とのつながり，流出静脈の描出など詳細な血管解剖を把握する必要がある[5]．また，手・指の細い動脈は，造影剤の刺激やカテーテル操作で血管攣縮や血栓症を起こしやすい[6]．室温を上げたり手を温めたりすると血管は拡張し良好な血管造影像を得やすい．万が一，血管攣縮や血栓症を起こした際は，ニトログリセリンやプロスタグランジンなどの血管拡張剤や，ヘパリンやウロキナーゼなどの抗血栓薬・血栓溶解剤などを投与する．

静脈奇形に対する硬化療法

静脈奇形は，従来「海綿状血管腫（cavernous hemangioma）」「筋肉内血管腫（intramuscular hemangioma）」などと呼称される低流速型の脈管形成異常である．病変の形態は，海綿状・多胞性囊胞状・静脈瘤状など様々である．静脈の色調を示し圧縮性を伴う柔軟な腫瘤で，血栓・静脈石の触知や挙上位での虚脱が診断の手がかりになる．

硬化療法は，直視下あるいは超音波下に病変を直接穿刺し，逆血を確認したら，用手的に造影剤を注入し DSA を撮影する．静脈奇形の病変腔から導出静脈が描出されるまでの造影剤量を目安に硬化剤を注入する（図 1）．順次，隣接する病変腔に同様の手順で硬化剤を注入し，約10分間放置し血栓化を待つ．逆血が残るようなら，適宜，硬化剤を少量ずつ追加する．導出静脈への流出が早い場合は，用手圧迫やターニケットによる駆血を適宜併用する．ただし，稀にターニケット併用時の穿刺造影で，静脈奇形と吻合を有する動脈が逆行性に描出されることがある．そのまま硬化剤を注入すると動脈閉塞を起こす危険があるので，駆血圧を緩めて動脈に逆流しないよう調整する．硬化剤は，主に3%ポリドカノール溶液と空気を1：4の容積比で撹拌したフォームを用いている．フォームの利点は，希釈されずに血管壁に接しやすいこと，薬液量が節約できること，超音波で高輝度を示し観察しやすいこと，などである．ポリドカノール不応例では，5%エタノラミンオレイン酸-ヨード造影剤等量混合液（EOI）やエタノールの使用を考慮している．特にエタノールは注入時に激痛を伴うため全身麻酔を要する．

AVM に対する動脈造影と血管塞栓術

動静脈奇形は，動静脈短絡（シャント）を有する高流速型の脈管形成異常である．異常血管の集簇部分はナイダスと呼ばれ，進行につれて流入動脈や流出静脈の拡張・蛇行・瘤化が目立つようになる．流入動脈が流出静脈に直接短絡するものは，動静脈瘻とも呼ばれ，外傷や手術後など後天性の要因でも発生する．

動脈造影では，ナイダスの血管解剖や到達経路，および塞栓物質の選択を検討する．塞栓中も血行動態が刻々と変化するため動脈造影は適宜反復する．塞栓術は，経カテーテル的または直接穿刺にてナイダスに到達し，塞栓物質を注入してナイダスを閉鎖させる．塞栓物質の注入の際，用手圧迫・ターニケット・バルーンカテーテルなどで血流制御を併用する．ただし，動脈血流を完全に止めると塞栓物質が逆流して指動脈に迷入する恐

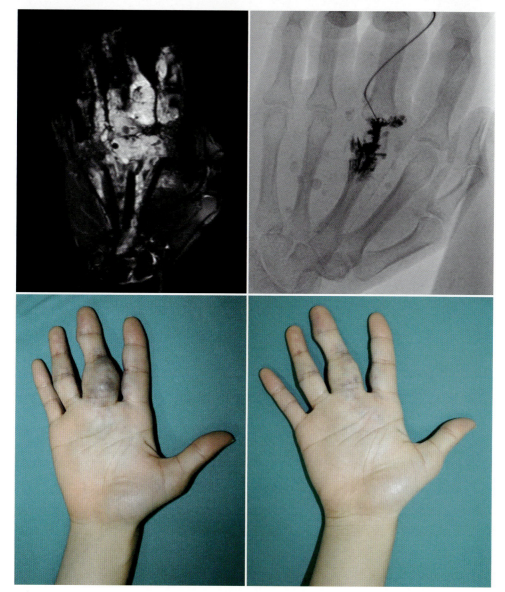

a	b
c	d

図 1. 20代，女性．右手静脈奇形に対する硬化療法
a：MRI（脂肪抑制 T2 強調像）．第 2～4 指から手掌にびまん性に高信号の病変を認める．
b：直接穿刺造影．海綿状静脈腔を認める．3%ポリドカノール・フォームを注入した．
c：治療前．右中指基節部の腫大・変色を認める．
d：2 年後（3 回治療後）．病変部の腫脹・色調は改善している．

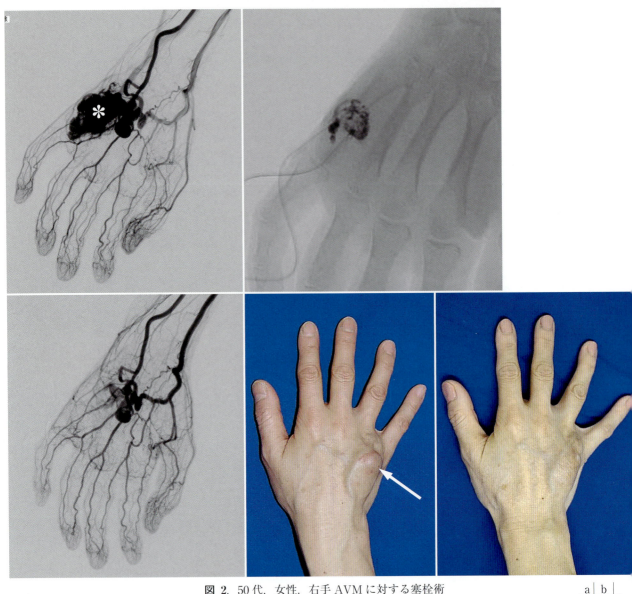

図 2. 50 代, 女性. 右手 AVM に対する塞栓術
a：脈造影. 右手尺側にナイダス(*)を認める.
b：ターニケット駆血下の直接穿刺造影. 指動脈が描出されないことを確認し, エタノール計 3 mL を分割注入した.
c：塞栓術後. ナイダスの血流低下を認める.
d：治療前. 右手掌尺側に拍動性の膨隆(矢印)を認める.
e：1 年後. 拍動は減弱し患部はなだらかになっている.

れがあるため注意する(図 2). 塞栓物質は, エタノールや n-butyl cyanoacrylate (NBCA) など液体塞栓物質を用いることが多い. エタノールは血漿蛋白変性や血管内皮障害により血栓形成と血管スパスムを促す. エタノール自体は, X 線透視下で見えないので, 造影剤-エタノール-造影剤の順に注入するサンドイッチ法や, 油性造影剤のリピオドールと混合して視認性を得る方法がある. 一方, 瞬間接着剤の NBCA は, リピオドールと混合して視認性を得るとともに, 混合比を変えることで重合時間も調整する. マイクロカテーテルから動脈内に塞栓物質を注入する場合は, 正常な枝を十分越えてナイダスにのみ慎重に注入する. 特に NBCA 注入後は, カテーテル先端の固着を避ける

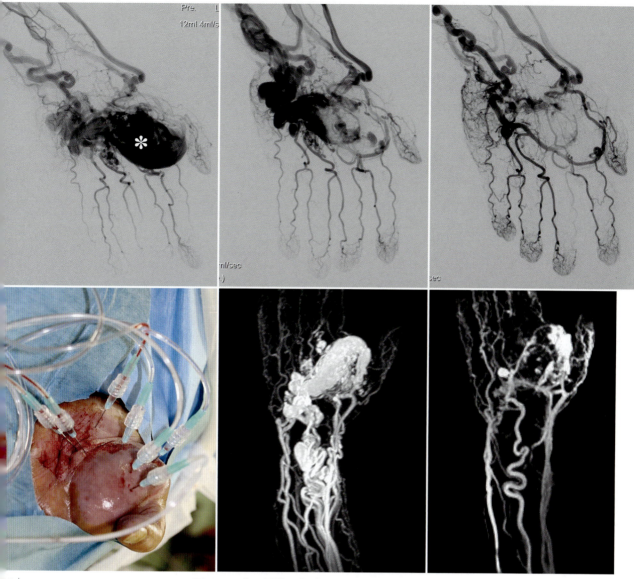

図 3. 50代, 男性. 左手 AVM に対する塞栓術
- a:動脈造影. 右手掌に多数の動脈枝から囊状静脈(＊)への短絡を認める.
- b, c:3か月間隔で塞栓術を3回反復した. 囊状静脈を直接穿刺し, ターニケット駆血下にエタノールおよび33%NBCA-リピオドール混合液を注入した. 段階的に静脈腔が減少し, ナイダスはほぼ消失した.
- d:治療中の様子. 23G針で穿刺した.
- e:治療前の造影 MRA. 右手掌にナイダスを認める.
- f:2回治療後の造影 MRA. ナイダスは減少している.

ために直ちにマイクロカテーテルを抜去する必要がある. 直接穿刺した針から経皮的に液体塞栓物質を注入することも可能である. 細かいシャントには, 球状粒子(マイクロスフィア)を用いることもあるが, 粒子のシャント通過に注意を要する. また, 金属コイルによる流入動脈の近位塞栓は, ナイダスへの側副路を発達させるだけでなく, 以後のカテーテル到達が困難になるため避けるべきである. 多数の流入動脈から1本の太い流出静脈に短絡がある場合は, 流出静脈側を液体塞栓物質やコイルで塞栓する方法も選択肢となる(図3). また, 指動脈への塞栓物質の迷入を避けるためゴムや紐で指を縛ることもある.

術後管理と合併症

IVR 治療後の数日間は，炎症による有痛腫脹が強く，鎮痛消炎剤・ステロイド投与や冷却を行い，皮膚・神経障害の発生を注意深く観察する．しばしば一過性の知覚障害や内出血による紫斑を認める．有痛腫脹は 1〜2 週間続くため，病変の縮小や症状改善などの治療効果は 1 か月後以降に評価する．

局所の合併症として，組織壊死，知覚・運動麻痺，筋・関節拘縮，急性動脈閉塞，出血，感染などが起こり得る．特にエタノールは組織壊死，関節拘縮や神経障害を起こしやすい[7]．また，NBCA は硬結が残存し，皮膚に近い部位では自壊して露出する可能性もある．全身性の合併症として，造影剤腎症，硬化剤による溶血性腎障害，過量エタノールによる中毒症・肺高血圧症・心肺虚脱などに注意が必要である．保存療法で制御困難な壊死・出血・感染に対しては，余儀なく切断や救済手術を要する可能性もあるため，我々 IVR 医と形成外科医は緊密な連携が必要である．

まとめ

静脈奇形や動静脈奇形に対する IVR は，低侵襲的で反復が可能で手の機能を温存しつつ症状改善が期待できる．しかし，手の病変は指動脈や神経と近接しており，過剰治療になれば後遺症を残す危険もある．IVR の適応や治療時期は，症状の程度や進行に応じて患者毎に慎重な判断が必要である．治療後も症状再燃や病変再増大の可能性もあるため，診療科の枠を越えた横断連携と長期 follow の体制が必要である．

参考文献

1) 大須賀慶悟ほか：【手の腫瘍性病変の診断と治療】手の血管奇形に対する血管内診療の実際．PEPARS．**32**：30-35，2009．
2) 大須賀慶悟，波多祐紀：【血管腫・血管奇形治療マニュアル】動静脈奇形（AVM）に対する塞栓療法．PEPARS．**71**：53-59，2012．
3) 大須賀慶悟ほか：【患児・家族に寄り添う血管腫・脈管奇形の医療】脈管奇形診療における IVR．PEPARS．**145**：47-51，2019．
4) 難治性血管腫・血管奇形・リンパ管腫・リンパ管腫症および関連疾患についての調査研究班．第4章 クリニカルクエスチョン．血管腫・血管奇形・リンパ管奇形診療ガイドライン 2017（第2版）．p187-188，2017．（2019.3.31 現在 http://www.marianna-u.ac.jp/va/guidline.html よりダウンロード可）
5) Park, U. J., et al.：Treatment of arteriovenous malformations involving the hand. Ann Vasc Surg. **26**：643-648, 2012.
6) Loring, L. A., Hallisey, M. J.：Arteriography and interventional therapy for diseases of the hand. Radiographics. **15**：1299-1310, 1995.
7) Park, H. S., et al.：Ethanol embolotherapy of hand arteriovenous malformations. J Vasc Surg. **53**：725-731, 2011.

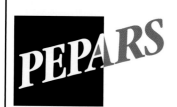

◆特集/手・指・爪の腫瘍の診断と治療戦略
疾患編
手指内軟骨腫

岡本秀貴[*1] 川口洋平[*2] 相羽久輝[*3] 村上英樹[*4]

Key Words : 内軟骨腫(enchondroma), 鏡視下手術(endoscopic surgery), 搔爬術(curettage), 骨腫瘍(bone tumor), 手(hand)

Abstract　手指の良性骨腫瘍の中で最も頻度が高い内軟骨腫の手術療法は，従来，骨皮質を大きく開窓しての病巣搔爬と人工骨や自家骨移植であった．我々は 1992 年から手指内軟骨腫に対して鏡視下搔爬術を行ってきた．小関節鏡や小鋭匙などの手術器具さえあれば，手術手技は手順を踏んで行えば比較的容易である．術後 6 か月以上経過観察可能であった 120 例の治療成績について検討した．術後の新生骨形成は平均 1.9 か月で，骨皮質のリモデリングは 96% で 5 か月以内に開始していた．腫瘍の再発は 3.3% で過去の報告よりも低かった．特別な訓練をしなくても術後平均 6.5 週で指の完全な屈曲伸展が可能となり，術後平均 9 週で日常生活での不自由はなくなっていた．本法は低侵襲かつ確実な搔爬が行える利点があり，骨移植を行わなくとも良好な骨形成とリモデリングが得られるため非常に有用である．

頻度

内軟骨腫には単発性のものと多発性のものがある．我が国の統計[1]では単発性内軟骨腫は骨腫瘍のなかで単発性骨軟骨腫に次いで多く，原発性骨腫瘍の 14.9% で良性骨腫瘍の 20.6% である．多発性内軟骨腫は原発性骨腫瘍の 1.6% で良性骨腫瘍の 2.2% である．単発性内軟骨腫は上肢に発生する骨腫瘍の中で最多であり，指骨や趾骨に多く発生する．指骨に発生するものは 56.8%，中手骨は 14.5%，趾骨は 13.4%，中足骨は 1.6% である．

診断

単純 X 線像で骨透亮像を呈し，腫瘍が増大すると骨皮質が菲薄化して膨隆してくる．また，内部に石灰化陰影を伴うこともある．多くの症例は単純 X 線像で診断できる．CT では骨皮質の菲薄化の程度や腫瘍内部の石灰化は判断できるが，腫瘍の範囲は判別できない．腫瘍範囲の特定には MRI が有用である．T1 強調像で低輝度，T2 強調像で高輝度を呈する．腫瘍範囲を判断するのは T1 強調像がわかりやすい．

治療

骨皮質を大きく開窓しての病巣搔爬が広く行われている．搔爬した後に自家骨移植が行われていたが，最近では β 型リン酸三カルシウム(β-TCP)などの人工骨を充填することもある．

鏡視下搔爬術を開始した経緯

1988 年に小児例に対して骨移植なしの開窓病巣搔爬のみを行って良好な成績が報告[2]され，90 年から 91 年にかけて成人例でも同様の報告[3)~5)]が散見されるようになった．我々も，内軟骨腫に対

[*1] Hideki OKAMOTO, 〒467-8601　名古屋市瑞穂区瑞穂町字川澄 1　名古屋市立大学大学院医学研究科整形外科，病院講師
[*2] Yohei KAWAGUCHI, 同，助教
[*3] Hisaki AIBA, 同，助教
[*4] Hideki MURAKAMI, 同，教授

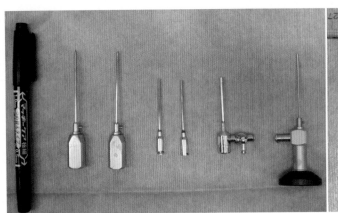
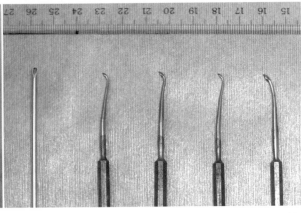

図 1. 鏡視下搔爬術用器具
a：左から鋭棒，鈍棒，外套管 3 本(外径 2.0 mm)，関節鏡(直径 1.5 mm)
b：左から電動シェーバーカッター(直径 2.5 mm)，4 本の小鋭匙

(文献 11 から引用)

して開窓搔爬術後に自家骨移植を行った症例と搔爬術のみを行った症例を比較検討して，手指の内軟骨腫に対しては，原則として骨移植は不要であると結論した[6]．骨移植を行わない病巣搔爬であれば関節鏡を応用できると考えて，1992 年以降，手指および足趾に発生した内軟骨腫に対して，低侵襲の鏡視下搔爬術を行ってきた[7)~11)]．

また，搔爬のみ，搔爬後に自家骨移植，搔爬後に人工骨移植，搔爬後に骨セメント充填を比較したところ，各群間で合併症率と再発率に有意差は認めず侵襲やコストを考えると搔爬のみがよいとの報告もある[12)]．

手術適応

内軟骨腫の手術適応は一般的に，(1) 骨皮質の菲薄化が著明で病的骨折を生じたか，あるいは生じる危険性が高い症例，(2) 疼痛が持続している症例，とされている．本法でも同様であるが，さらに鏡視下手術の手技上の問題から次の条件が必要である．ポータル周辺は死角となるため，(3) 2 か所以上の対向するポータルが作製できることが大切である．関節鏡と手術器具を入れ替えることで死角がないようにする必要がある．指節骨および中手骨の症例では罹患部の橈側と尺側にほぼ対抗するポータルが作成できるのでこの条件は問題にならない．また，(4) 病的骨折で関節面を含んだ骨片が大きく転位して骨片の整復が必要な症例では整復後の関節面の再転位防止のために骨移植が必要であり，本法は適応できない．しかし，手術が必要な手指内軟骨腫のうちでそのような症例は例外的である．通常は前述のごとく病巣搔爬後の骨欠損部への骨移植は不要である．従来法と同様に，病的骨折を生じた症例に対しては保存的治療で骨癒合が得られ，関節可動域が改善した時点で本法を実施する．

手術手技

本法は日帰りで行っている．麻酔は腋窩伝達麻酔(1%リドカイン 10 ml と 0.75%塩酸ロピバカイン 10 ml)で行う．駆血帯は必ず使用する．ポータル作製の位置は単純 X 線像と MRI により決定し，X 線透視装置は全く使用していない．単純 X 線像のみでは腫瘍範囲が過小評価されるので，必ず術前に MRI を撮影する．図 1 に鏡視下搔爬術用器具を示す．新興光器製作所製の直径 1.5 mm 関節鏡，2.0 mm 外套管，ストライカー社製小関節用電動シェーバーシステム(直径 2.5 mm フルラディウスカッター使用)，種々の角度の小鋭匙を使用して手術を行う．手術はまず，腫瘍部の橈側または尺側の皮膚を約 2 mm 切開してピンバイスに装着した 2 mm Kirschner 鋼線で骨皮質を穿孔する．病理組織検査の検体採取は，関節鏡の外套管を骨内に挿入して外套管の軸方向にピストンのように細かく動かすことで管内に入る組織を提出してい

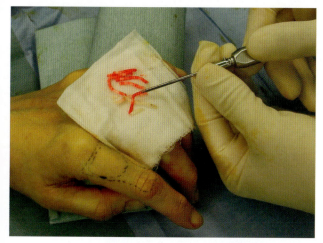

図 2. 外套管を用いて採取した腫瘍組織
（文献 11 から引用）

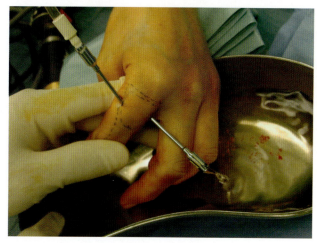

図 3. 生理食塩水のよる骨髄腔内の洗浄
（文献 11 から引用）

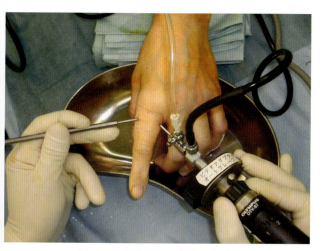

図 4. 小鋭匙による鏡視下掻爬
（文献 11 から引用）

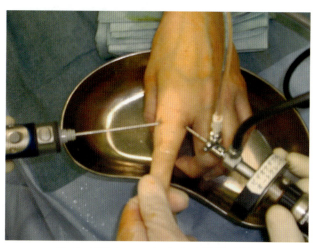

図 5. 電動シェーバーによる鏡視下掻爬
（文献 11 から引用）

る（図 2）．管内に入る腫瘍組織が少なくなるまでこの操作を続けてから，第 2 のポータルを同様に作製して掻爬する．この操作を雑にすると，鏡視した際に骨内には軟骨腫が多量に残存しており良い視野が得られないため，外套管での掻爬は入念に行う方がよい．通常，これらの鏡視を開始するまでの操作に約 20～30 分を要する．次に骨内に小鋭匙を挿入して内壁を探って腫瘍の範囲を確認して，単純 X 線像および MRI 像で確認される腫瘍の端まで鋭匙が届くことを確認する．その後，2 か所のポータルにそれぞれ外套管を挿入して片方から骨内に生理食塩水を流入させる．別の外套管から排液とともに破砕された腫瘍組織が流出してくるので腫瘍の流出がほとんどなくなるまで洗浄を続ける（図 3）．以上の手技によって鏡視に必要な空間を骨内に作製することができる．次に，鏡視を行いながら各種の小鋭匙（図 4）と電動シェーバー（図 5）を用いて病巣を完全に除去する．また，腫瘍が広範囲に存在する症例ではポータルを適宜追加して，すみずみまでの掻爬を行う．骨内に正常な骨組織しか観察できなくなったら，浮遊する腫瘍の小片を完全に除去するためにしばらく骨内を生理食塩水で洗浄する．皮切部は 1 針ずつ縫合した後，塊状圧迫包帯法（bulky dressing）を行う．手術時間は平均 88 分であった．

なお，足趾の趾節骨や中足骨も足関節部と足趾伝達麻酔で同様に鏡視下掻爬術を行っている．

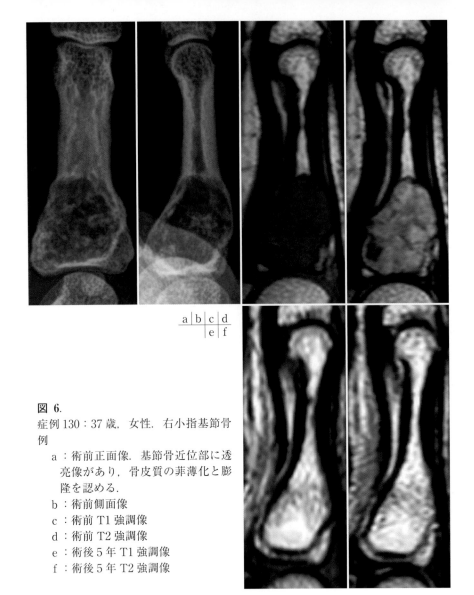

図 6.
症例 130：37 歳，女性．右小指基節骨例
a：術前正面像．基節骨近位部に透亮像があり，骨皮質の菲薄化と膨隆を認める．
b：術前側面像
c：術前 T1 強調像
d：術前 T2 強調像
e：術後 5 年 T1 強調像
f：術後 5 年 T2 強調像

後療法

　初回ガーゼ交換は術後 1～3 日目に実施する．それまで塊状圧迫包帯固定を行う以外の外固定は行わない．以後は絆創膏で創を保護するだけとし，患指の自動運動と日常生活での使用を開始する．抜糸は術後 1 週間で行い，病院でのリハビリテーションは実施しない．特別な訓練をしなくても術後平均 6.5 週で指の完全な屈曲伸展が可能となり，術後平均 9 週で日常生活での不自由はなくなる．ただし，「新生骨が形成されるまでは骨皮質が薄くて弱いため病的骨折を生じる可能性があり，重荷やタオルをきつく絞るなど強い力や衝撃を加えてはいけない」ことを術前から患者によく説明しておく必要がある．

術後成績・合併症

　自験例 120 例の検討で新生骨形成は 1 か月 33％，2 か月 46％，3 か月 16％で平均 1.9 か月であった．骨皮質のリモデリング開始時期は 1 か月 8％，2 か月 35％，3 か月 28％，4 か月 13％，5 か月 12％と 5 か月以内に 96％の症例でリモデリングが開始されていた．術後骨折は 9 例に認め，打撲の 1 例を除き 8 例は無症候性であった．無症候性

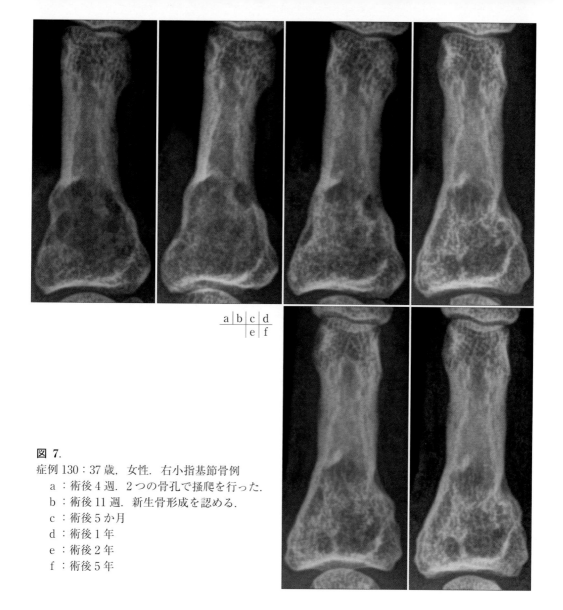

図7.
症例130：37歳，女性．右小指基節骨例
　a：術後4週．2つの骨孔で掻爬を行った．
　b：術後11週．新生骨形成を認める．
　c：術後5か月
　d：術後1年
　e：術後2年
　f：術後5年

の8例はすべて骨折線がわずかにわかる程度の骨折であった．5例は放置，4例は2〜4週間の絆創膏固定を行った．腫瘍再発は4例(3.3%)に術後4年8か月，4年4か月，2年7か月，2年4か月で認めたが，再度鏡視下掻爬を行い，その後の再発はない．腫瘍の再発については過去の報告(4.5%)[13]と比べて低かった．このことは関節鏡の使用によって拡大像が得られるので腫瘍の残存状態の確認が容易で，適切なポータルが得られれば死角がないという鏡視下掻爬術の強みであると考える．しかし，術後4年8か月で再発した症例を経験してからは術後5年まではX線像やMRIなどによる定期的な経過観察を行うように患者に勧めている．また，シェーバーカッターの折損を2例に認めたがカッターの再使用中止後の折損はない．術後感染は認めなかった．

症例提示

症例130：37歳，女性．右小指基節骨例(図6)
右小指をぶつけて受傷した．近医で病的骨折に対する保存治療を行って，受傷7週で当科紹介となる．本法施行後11週で新生骨形成を認め(図7)．術後5年で再発はない．

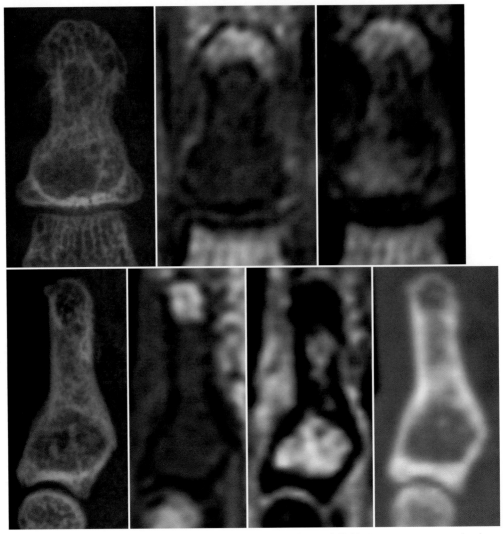

図 8. 症例 141：48 歳，男性．左環指末節骨例
a：病的骨折後 5 か月
b：術前 T1 強調像．腫瘍は末節骨全体を占めている．
c：術前 T2 強調像
d：病的骨折後 5 か月
e：術前 T1 強調像
f：術前 STIR 像．腫瘍内の石灰化が低輝度に写っている．
g：術前 CT 像．骨皮質の菲薄化と腫瘍内の石灰化がわかる．

a	b	c
d	e	f	g

症例 141：48 歳，男性．左環指末節骨例(図 8)
　重荷を持つ際に病的骨折をきたした．近医にて治療して，受傷 3 か月で当科紹介となる．受傷 8 か月で骨癒合が得られてから本法を施行した．術後 8 週で新生骨形成とリモデリングが開始した(図 9)．術後 3 年で再発なく，リモデリングは継続している．

まとめ

　手指内軟骨腫に対する診断・治療について述べた．鏡視下搔爬術は，(1)関節鏡で拡大するので腫瘍の残存状態の確認が容易，(2)適切なポータルが得られれば死角がない，(3)手術創が小さい，(4)菲薄化した骨皮質の開窓を最小限にできるため術後の初期骨強度が強い，など多くの利点がある．ま

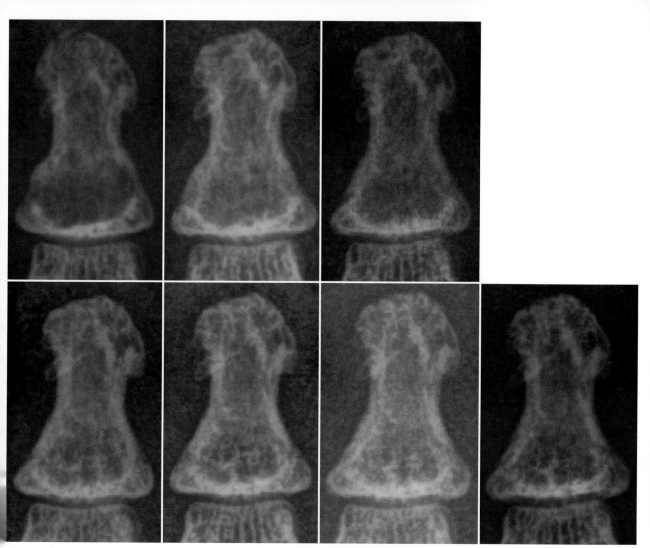

a	b	c
d	e	f	g

図 9. 症例 141：48 歳，男性．左環指末節骨例
a：術後 2 週．橈側，尺側，指尖部の骨孔から掻爬を行った．
b：術後 8 週．新生骨形成とリモデリングが始まっているのがわかる．
c：術後 12 週
d：術後 6 か月
e：術後 1 年
f：術後 2 年
g：術後 3 年．再発なくリモデリングの継続を認める．

た，骨移植を行わなくとも良好な骨形成とリモデリングが得られるため非常に有用である．本法が内軟骨腫治療の標準として定着することを期待している．

参考文献

1) 日本整形外科学会骨軟部腫瘍委員会編：全国骨腫瘍登録一覧表．88-93，国立がん研究センター，2015.
2) 矢作　宏：小児期における多発性内軟骨腫症の治療．日手会誌．**5**：567-570，1988.
3) Hasselgren, G., et al.：Bone grafting unnecessary in the treatment of enchondromas in the hand. J Hand Surg. **16A**：139-142, 1991.

4) Tordai, P., et al.：Is the treatment of enchondroma inn the hand by simple curettage a rewarding method? J Hand Surg. **15B**：331-334, 1990.

5) Wulle, C.：On the treatment of enchondroma. J Hand Surg. **15B**：320-330. 1990.

6) 関谷勇人ほか：内軟骨腫掻爬後のX線像の検討—骨移植の有無による差について．中部整災誌．**38**：939-940，1995．

7) Sekiya, I., et al.：The treatment of enchondromas in the hand by endscopic curettage without bone grafting. J Hand Surg. **22B**：230-234, 1997.
Summary　手指内軟骨腫に対する鏡視下掻爬術を初めて報告した．

8) 小林正明ほか：骨腫瘍手術に対する関節鏡の有用性について．中部整災誌．**37**：1565-1566, 1994．

9) 関谷勇人ほか：【関節外鏡視手術】骨腫瘍．J

10) 小林正明ほか：【良性骨腫瘍の最小侵襲手術】手指の良性骨腫瘍に対する鏡視下手術．J MIOS. **28**：2-8，2003．

11) 岡本秀貴ほか：【手・肘関節鏡視下手術の最小侵襲手術】手指内軟骨腫に対する鏡視下掻爬術．J MIOS. **81**：45-50，2016．

12) Bachoura, A., et al.：The surgical management of hand enchondroma without postcurettage void augmentation：authors' experience and a systematic review. Hand. 10：461-471, 2015.
Summary　骨移植なしの開窓掻爬の有用性について記載した．

13) Athanasian, E. A., et al.：Enchondroma. GREEN'S OPERATIVE HAND SURGERY Sixth Edition. Wolfe, S. W., ed. 2176-2177, Elsevier, 2011.

きず・きずあとを扱うすべての外科系医師に送る！

ケロイド・肥厚性瘢痕 診断・治療指針 2018

編集／瘢痕・ケロイド治療研究会

2018年7月発行　B5判　オールカラー　102頁　定価（本体価格3,800円＋税）

**難渋するケロイド・肥厚性瘢痕治療の道しるべ
瘢痕・ケロイド治療研究会の総力を挙げてまとめました！**

目　次

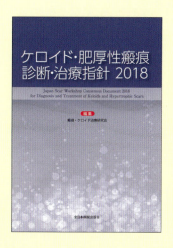

Ⅰ　診断アルゴリズム
1. ケロイド・肥厚性瘢痕の診断アルゴリズム
2. ケロイド・肥厚性瘢痕と外観が類似している良性腫瘍の鑑別診断
3. ケロイド・肥厚性瘢痕と外観が類似している悪性腫瘍の鑑別診断
4. ケロイド・肥厚性瘢痕の臨床診断
5. ケロイド・肥厚性瘢痕の病理診断
6. ケロイド・肥厚性瘢痕の画像診断

JSW Scar Scale(JSS)2015

Ⅱ　治療アルゴリズム
1. 一般施設での加療
2. 専門施設での加療

Ⅲ　治療法各論
1. 副腎皮質ホルモン剤(テープ)
2. 副腎皮質ホルモン剤(注射)
3. その他外用剤
4. 内服薬(トラニラスト，柴苓湯)
5. 安静・固定療法(テープ，ジェルシート)
6. 圧迫療法(包帯，サポーター，ガーメントなど)
7. 手術(単純縫合)
8. 手術(くり抜き法，部分切除術)
9. 手術(Z形成術)
10. 手術(植皮，皮弁)
11. 術後放射線治療
12. 放射線単独治療
13. レーザー治療
14. メイクアップ治療
15. 精神的ケア
16. その他
　　凍結療法／5-FU療法／ボツリヌス毒素療法／脂肪注入療法

Ⅳ　部位別治療指針
1. 耳介軟骨部
2. 耳介耳垂部
3. 下顎部
4. 前胸部(正中切開)
5. 前胸部(その他)
6. 上腕部
7. 肩甲部
8. 関節部(手・肘・膝・足)
9. 腹部(正中切開)
10. 腹部(その他)
11. 恥骨上部
12. その他

（株）全日本病院出版会

〒113-0033　東京都文京区本郷3-16-4
TEL：03-5689-5989　FAX：03-5689-8030
http://www.zenniti.com

◆特集／手・指・爪の腫瘍の診断と治療戦略
疾患編
神経鞘腫

横田　淳司*

Key Words：神経鞘腫（schwannoma），手（hand），magnetic resonance imaging；MRI，鑑別診断（differential diagnosis），核出術（enucleation），神経脱落症状（neurological deficit）

Abstract　手部神経鞘腫は比較的稀な軟部腫瘍である．触診では表面平滑な弾性やや軟の腫瘤として触知される．手部発生例では神経鞘腫に典型的な臨床所見とされている Tinel 徴候や，腫瘍以遠の知覚障害が認められないことがある．病理標本による腫瘍内部の組成と MRI T2 強調像における腫瘍内部の信号変化を対比してみると，腫瘍内の Antoni A 領域は結節状に広がっており，MRI では辺縁部が弧状の結節状の等信号として描出され，隣接する Antoni B 領域は粘液成分が多く MRI では高信号に描出されていた．単に信号変化のみではなく，等信号部と高信号部が織りなす"模様"に着目すると，手部神経鞘腫の MRI 正診率は向上した．過去の報告における神経鞘腫術後の神経脱落症状の発生率は，核出術で 40～73％[7)～10)]，神経束切除で 67～100％[9)10)]と，核出術を行っても神経脱落症状は完全には防止できない．手術に際しては術後の神経脱落症状につき十分な説明を行うこと，また顕微鏡下に慎重に核出術を行うことをお勧めする．

はじめに

　神経鞘腫は，Schwann 鞘から発生する末梢神経由来の代表的な良性腫瘍であり，日常臨床でしばしば遭遇する．しかし手部に発生した神経鞘腫は典型的とされている症状や画像所見を示さないことが多く，その鑑別診断は容易ではない．そこで本稿では，手部発生の神経鞘腫について，術前鑑別診断および術後にしばしば発生し問題となる神経脱落症状を中心に述べる．

手部神経鞘腫の発生頻度

　神経鞘腫は上肢発生の軟部腫瘍中では約 19％ を占めると報告されている[1)]．手部発生例に限定して神経鞘腫の発生頻度を調べた報告は少なく，六角らは 4％[2)]，細川らは 11％[3)]と報告している．

表 1．当科における手部軟部腫瘍　過去 25 年間手術例の病理診断

腱鞘巨細胞腫	46 例（32％）
血管腫	16 例（11％）
血管平滑筋腫	10 例（7％）
神経鞘腫	9 例（6％）
類上皮嚢腫	9 例
グロムス腫瘍	9 例
脂肪腫	7 例（5％）
腱鞘線維腫	7 例
腫瘍性石灰化症	3 例（2％）
その他	28 例
合計	144 例

当科で過去 25 年間に手術を行った手部軟部腫瘍 144 例の病理組織診断結果を表 1 に示す．最も多いのが腱鞘巨細胞腫で 32％ を占めるが，神経鞘腫は 6％ であり，比較的稀な手部軟部腫瘍と言える．

＊ Atsushi YOKOTA，〒569-8686　大阪府高槻市大学町 2-7　大阪医科大学整形外科教室，講師（准）

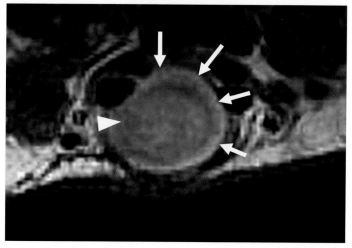

図 1. target sign（矢印）
47歳，女性．T2強調横断像．典型的な target sign を呈する手部神経鞘腫の頻度は低い．後述する腫瘍内部の結節状の等信号域も認められる（矢頭）．

手部神経鞘腫の症状，局所所見

触診では表面平滑な弾性やや軟の腫瘤として触知される．丁寧な触診を行うと，表面に凹凸がありやや硬く触れる腱鞘巨細胞腫と区別できる．腱鞘に接して発生する腱鞘巨細胞腫や腱鞘線維腫に対し，神経鞘腫の発生部位は神経の走行部周辺であり，腫瘍の局在は両者の鑑別に役立つ．しかし手部では神経と血管が並走する部位が多いため，血管原性腫瘍（血管腫，血管平滑筋腫など）との発生部位による鑑別は困難である．

神経鞘腫に典型的な臨床所見として，Tinel 徴候や腫瘍以遠の知覚障害が知られているが，手部発生の神経鞘腫は臨床所見に乏しいとの報告がある[4]．我々の報告でも，手部神経鞘腫で Tinel 徴候や腫瘍以遠の知覚障害を認めたものはそれぞれ半数程度であった[5]．

手部神経鞘腫の画像診断

1．単純 X 線

単純 X 線では通常，軟部陰影の増強が認められるのみであり，診断価値は低い．腫瘍周囲の石灰化を認める際には血管腫や腫瘍性石灰化症（tumoral calcinosis）を疑う．

2．超音波検査

超音波は外来で迅速に施行でき，ドップラー法で血流の評価も行え，有用である．詳細は診断・鑑別編 豊泉泰洋先生の稿を参照されたい．

3．MRI

軟部腫瘍の鑑別診断における MRI の役割は大きいが，手部発生の軟部腫瘍はサイズが小さいこともあり，その正診率は高くない．前述したように，手部では神経と血管が並走する部位が多いため，血管平滑筋腫など血管原性軟部腫瘍は神経鞘腫と同じ部位に発生する．手術を行う場合，動脈発生の血管平滑筋腫では切除後に血行再建を要するケースが，神経鞘腫では術後の神経脱落症状のリスクがあるため，十分なインフォームドコンセントを行う上でも，鑑別診断が重要となる．ただし針生検は手部では神経血管損傷のリスクがあり，適応は悪性腫瘍を疑う場合などに限定される．手部神経鞘腫の MRI による正診率は，過去の報告によると 0～20％ と低く，また手部発生例では神経鞘腫に典型的な，周辺が高信号で中央部が等信号となる target sign（図 1）を呈する症例は少ないことが報告されている[6]．教科書的には神経鞘腫の T2 強調像では高信号と等～やや低信号の混在が特徴とされている．しかし，手部良性軟部腫瘍の多くは，T2 強調像で等信号と高信号が混在

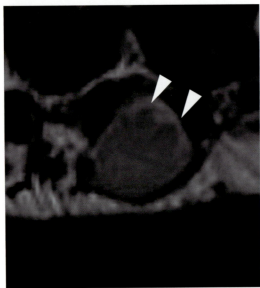
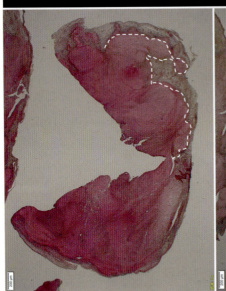
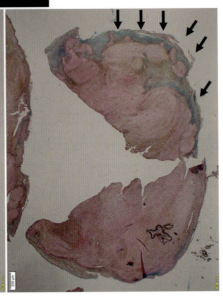

図 2．
80歳．男性．左手掌神経鞘腫
 a：MRI axial T2 強調像
　　結節状の等信号領域の周囲に高信号を認める(矢頭)．(文献 5 より一部引用)
 b：摘出標本の HE 染色像
　　MRI の結節状等信号域は細胞に富む Antoni A に一致している(点線)．(文献 5 より引用)
 c：摘出標本の AB 染色像
　　MRI の高信号域は青く染色され粘液成分に富む Antoni B に一致している(矢印)．

するため，この所見のみでは鑑別の根拠になりにくい．そこで我々は手部神経鞘腫の病理組織標本をヘマトキシリン—エオジン(HE)，膠原線維を染色するマッソントリクローム(MT)，粘液成分を染色するアルシャンブルー(AB)で染色し，腫瘍内部の組成と T2 強調像における腫瘍内部の信号変化と対比してみた．その結果，神経鞘腫に特徴的な病理所見である，細胞成分に富む Antoni A，粘液成分を含む Antoni B と MRI T2 強調像における等信号，高信号がよく相関していることが明らかとなった．腫瘍内の Antoni A 領域は，多くは結節状に広がっており，MRI では辺縁部が弧状の結節状の等(からやや高)信号として描出され

る．隣接する Antoni B 領域は粘液成分が多く高信号に描出される(図 2)．単に信号変化のみではなく，等信号部と高信号部が織りなす"模様"に着目すると，手部神経鞘腫の MRI 正診率は 57％と，過去の報告よりも向上した．target sign を認めた症例は 29％であった[5]．

一方，神経鞘腫と同様の部位に発生し鑑別に難渋する血管平滑筋腫では，病理組織の MT 染色で青色に染色される線状の線維束が，MRI T2 強調像では線状の等信号として描出される．発生部位が同様でも，両者の MRI 所見は"T2 強調像で等信号と高信号の混在"でも織りなす"模様"は違うため，鑑別が可能である(図 3)．ただし，Antoni A

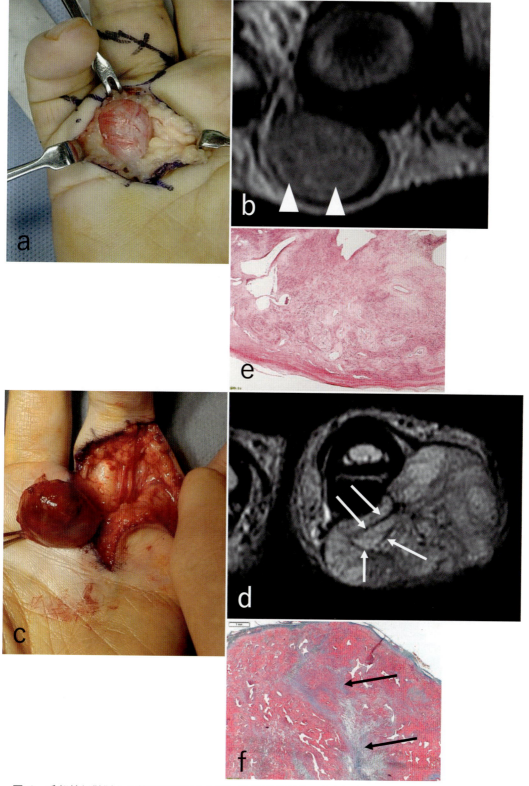

図3. 手部神経鞘腫と血管平滑筋腫のMRI T2強調横断像，術中写真，組織所見（e：HE染色，f：MT染色）
a, b, e：46歳，男性．右手掌神経鞘腫
c, d, f：46歳，男性．左手掌部血管平滑筋腫（ターニケット解放後に撮影）
手部では神経と血管が並走する部位が多いため，血管原性腫瘍は神経鞘腫と同様の部位に発生するが，MRI T2強調像で神経鞘腫では内部に結節状の等信号域（b，矢頭）が，血管平滑筋腫では内部に線状の等信号域（d，矢印）があり，MRI信号変化は神経鞘腫内のAntoni A, Bの分布，血管平滑筋腫内の膠原線維束（f，矢印）を反映している．（bは文献5より一部引用）

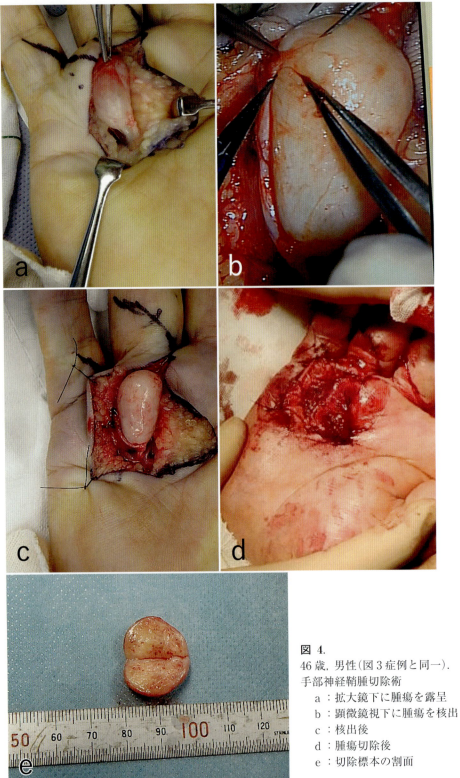

図 4.
46 歳，男性（図 3 症例と同一）．
手部神経鞘腫切除術
 a：拡大鏡下に腫瘍を露呈
 b：顕微鏡視下に腫瘍を核出
 c：核出後
 d：腫瘍切除後
 e：切除標本の割面

あるいは B どちらかが主体で構成され，内部が比較的均一な神経鞘腫ではこのような内部信号変化は認めず，MRI 画像診断の限界と思われる.

手部神経鞘腫の手術療法

手部神経鞘腫に対しては，手術的治療が第一選択とされ，術式には核出術または神経束切除術が選択されている．一般的に成績は良好と認識されているが，四肢発生神経鞘腫の術後神経脱落症状の発生率は，核出術で 40～73%[7]～[10]，神経束切除で 67～100%[9][10] と報告されており，核出術を行ったとしても術後神経脱落症状は完全には予防できないことを示している．澤田らは上肢神経原性腫瘍を保存的に経過観察し，平均 43 か月後も MRIにおける腫瘍最大径は全例不変で，9 割が症状の増悪を認めなかったことより，無症候性の神経原性腫瘍に対する安易な摘出を慎むよう警鐘を鳴らしている[11].

我々は神経鞘腫を疑う場合を含め，全ての手部軟部腫瘍の手術には顕微鏡を準備している．指神経発生の小さな神経鞘腫でも顕微鏡視下に剝離操作を行うと，直視下や拡大鏡下では確認困難な細い神経束を確認し，これをよけて核出することができる．核出後の神経上膜の修復は原則として行っていない（図 4）.

しかし，腫瘍内に神経束が迷入し剝離が困難で，やむなく最小限の神経束切除を行わないと切除が困難な症例に時に遭遇する．手指に生じた神経脱落症状は，ADL に支障をきたすため，金らは，摘出後，自家静脈 wrapping が神経脱落症状の予防効果を報告しており[12]，有効な方法と思われる．また廣田らは，尺骨神経背側枝に発生した神経鞘腫に対して神経ごと腫瘍を切除後，神経欠損部に神経再生誘導チューブを架橋した症例を報告している[13].

また神経脱落症状が発生した場合には，CRPSへの移行が懸念されるため，我々はプレガバリン，ノイロトロピン，メコバラミンの処方を行うと共に，必要に応じて交代浴を含めたリハビリを処方し，注意深く観察することにしている.

おわりに

手部神経鞘腫につき，MRI による術前診断と術後問題となる神経脱落症状を中心に述べた．MRIは T2 強調像での高信号と等信号の織りなす“模様”に着目すると鑑別診断が可能である．術後の神経脱落症状につき十分な説明を行うこと，また手術に際しては顕微鏡を必ず準備し，顕微鏡下に慎重に核出術を行うことをお勧めする.

参考文献

1) Das Gupta, T. K., et al.：Benign solitary schwannomas(neurilemomas). Cancer. 24：355-366, 1969.
2) 六角智之ほか：手指に発生した軟部腫瘤の術前診断．日手会誌．31：978-980，2015.
3) 細川　哲ほか：手の腫瘍症例の検討．日手会誌．23：637-640，2006.
4) 飯島裕生ほか：上肢発生の骨軟部腫瘍および腫瘍類似疾患の報告―MRI 術前診断の有用性―．日手会誌．31：969-973，2015.
5) 横田淳司ほか：手部神経鞘腫の術前診断におけるMRI の有用性．日手会誌．34：578-582，2018.
6) 木下豪紀ほか：手指における神経鞘腫の 3 例．東日本整災会誌．25：170-173，2013.
7) Park, M. J., et al.：Neurological deficit after surgical enuclation of schwannoma of the upper limb. J Bone Joint Surg. 91-B：1482-1486, 2009.
8) 高瀬勝己ほか：上肢に発生した神経鞘腫の臨床症状および治療成績．日手会誌．29：211-213, 2012.
9) 麻田義之ほか：上肢における神経原性腫瘍の臨床的検討．日手会誌．28：433-436，2012.
10) 木村理夫ほか：四肢に発生した神経鞘腫の治療成績―術後神経脱落症状についての検討―．日手会誌．26：191-194，2010.
11) 澤田智一ほか：良性神経原性腫瘍の自然経過．日手会誌．23：535-538，2006.
12) 金　潤壽ほか：上肢に発生した神経鞘腫に対する自家静脈 wrapping―術後神経脱落症状は防止できるのか―．別冊整形外科．66：57-60，2014.
13) 廣田友香，上田晃一：神経再生誘導チューブで再建した尺骨神経手背枝神経鞘腫の 1 例．創傷．8：115-120，2017.

ピン・ボード

一般社団法人日本頭頸部癌学会
第 10 回教育セミナーのご案内

一般社団法人　日本頭頸部癌学会
教育委員会委員長　佐々木　徹

一般社団法人日本頭頸部癌学会主催第 10 回教育セミナーを下記の要領で開催いたしますのでご案内申し上げます．会場は「石川県立音楽堂　邦楽ホール」です．第 43 回日本頭頸部癌学会会場からは徒歩で 3 分ほどの別会場となります．第 10 回教育セミナーの内容は 1)頭頸部癌総論，2)口腔癌(舌癌)，3)中咽頭癌と致しました．本セミナー受講者には日本がん治療認定医機構の学術単位(3 単位)，日本口腔外科学会専門医制度の資格更新のための研修単位(5 単位)，日本耳鼻咽喉科学会専門医資格更新の学術業績・診療以外の活動実績(0.5 単位)が与えられます．また，日本頭頸部外科学会主催頭頸部がん専門医申請資格の学術活動として認められますので，多数のご参加をお待ちしております．なお，日本耳鼻咽喉科学会専門医の方は必ず IC カードをお持ちください．今回より専門医 IC カードのみでの受付となります．セミナー当日には翌 13 日からの第 43 回日本頭頸部癌学会の受付等は行っておりません．

日　時：2019 年 6 月 12 日(水)12：30〜17：30(予定)
会　場：石川県立音楽堂　邦楽ホール
　　　　〒 920-0856　金沢市昭和町 20-1(金沢駅兼六園口)
　　　　TEL：076-232-8111(代)／FAX：076-232-8101
　　　　URL：https://ongakudo.jp/c_hall/c_hougaku/70
内　容：テーマ 1．頭頸部癌総論，テーマ 2．口腔癌(舌癌)，テーマ 3．中咽頭癌
受講料：5,000 円
　　　　「第 10 回教育セミナー」と明記の上，下記口座にお振り込みください．
　　　　郵便振替口座　00190-2-420734　一般社団法人日本頭頸部癌学会
定　員：400 名(なお HP からの事前登録はいたしません．)
応募方法：原則当日受付は行いません．席に余裕がある場合には受講のみは可能としますが，いかなる理由であっても当日受付での受講修了証の発行は致しませんのでご注意ください．(詳細は学会 HP をご覧ください．)
• 申し込み締め切りは 2019 年 5 月 31 日(金)(必着)です．先着順に受付いたします．
• 参加資格：特に規定はありません(ただし，一般の方は対象としておりません)．
医師以外のメディカルスタッフの方も歓迎いたします．医学生，初期研修医，医師以外のメディカルスタッフの方は，参加費は無料ですがその場合，指導教授(医)または本学会員の証明が必要です．本学会 HP 内の案内に書式を掲載する予定です．

第 2 回アジア太平洋瘢痕医学会
（The 2nd Congress of The Asian Pacific Society for Scar Medicine：The 2nd APSSM)
〈共同開催〉
第 14 回瘢痕・ケロイド治療研究会
（The 14th Meeting of The Japan Scar Workshop：The 14th JSW)

会　期：2019 年 11 月 2 日(土)・3 日(日)
会　場：秋葉原 UDX
　　　　〒 101-0021　東京都千代田区外神田 4-14-1
　　　　TEL：03-3254-8421
大会会長：
　　　　小川　令(日本医科大学　形成外科学教室)
第 2 回アジア太平洋瘢痕医学会会長：
　　　　Yixin Zhang(上海第九人民病院　形成外科)
　　　　小川　令(日本医科大学　形成外科学教室)
演題募集：2019 年 4 月 1 日(月)12：00〜6 月 20 日(木)12：00
• 全ての演題はインターネットによるオンライン登録にて受付いたします．
• 詳細は学会 HP にてご確認ください．
• 使用言語
　　The 2nd APSSM：抄録・発表・質疑応答とも英語
　　The 14th JSW：抄録・発表・質疑応答とも日本語
※なお，第 14 回瘢痕・ケロイド治療研究会の筆頭演者は，研究会会員に限りますので，非会員の方は予め入会手続きをしてください．
事前参加受付期間：
Early Bird：2018 年 12 月 20 日(木)12 時〜2019 年 6 月 20 日(木)11 時 59 分
Regular：2019 年 6 月 20 日(木)12 時〜2019 年 9 月 30 日(月)11 時 59 分
　　詳細は学会 HP にてご確認ください．
URL：http://gakkai.co.jp/scar2019/ja/index.html
事務局：日本医科大学　形成外科学教室
　　　　担当：土肥輝之，赤石諭史
　　　　〒 113-8603　東京都文京区千駄木 1-1-5
　　　　TEL：03-5814-6208　FAX：03-5685-3076
運営事務局：株式会社学会サービス
　　　　〒 150-0032　東京都渋谷区鶯谷町 7-3-101
　　　　TEL：03-3496-6950　FAX：03-3496-2150
　　　　E-mail：scar2019@gakkai.co.jp

FAX による注文・住所変更届け

改定：2015 年 1 月

　毎度ご購読いただきましてありがとうございます．

　読者の皆様方に小社の本をより確実にお届けさせていただくために，FAX でのご注文・住所変更届けを受けつけております．この機会に是非ご利用ください．

◇ご利用方法

　FAX 専用注文書・住所変更届けは，そのまま切り離して FAX 用紙としてご利用ください．また，注文の場合手続き終了後，ご購入商品と郵便振替用紙を同封してお送りいたします．**代金が 5,000 円をこえる場合，代金引換便とさせて頂きます**．その他，申し込み・変更届けの方法は電話，郵便はがきも同様です．

◇代金引換について

　本の代金が 5,000 円をこえる場合，代金引換とさせて頂きます．配達員が商品をお届けした際に，現金またはクレジットカード・デビットカードにて代金を配達員にお支払い下さい(本の代金＋消費税＋送料)．(※年間定期購読と同時に 5,000 円をこえるご注文を頂いた場合は代金引換とはなりません．郵便振替用紙を同封して発送いたします．代金後払いという形になります．送料は定期購読を含むご注文の場合は頂きません)

◇年間定期購読のお申し込みについて

　年間定期購読は，1 年分を前金で頂いておりますため，代金引換とはなりません．郵便振替用紙を本と同封または別送いたします．送料無料，また何月号からでもお申込み頂けます．

　毎年末，次年度定期購読のご案内をお送りいたしますので，定期購読更新のお手間が非常に少なく済みます．

◇住所変更届けについて

　年間購読をお申し込みされております方は，その期間中お届け先が変更します際，必ずご連絡下さいますようよろしくお願い致します．

◇取消，変更について

　取消，変更につきましては，お早めに FAX，お電話でお知らせ下さい．

　返品は，原則として受けつけておりませんが，返品の場合の郵送料はお客様負担とさせていただきます．その際は必ず小社へご連絡ください．

◇ご送本について

　ご送本につきましては，ご注文がありましてから約 1 週間前後とみていただきたいと思います．お急ぎの方は，ご注文の際にその旨をご記入ください．至急送らせていただきます．2〜3 日でお手元に届くように手配いたします．

◇個人情報の利用目的

　お客様から収集させていただいた個人情報，ご注文情報は本サービスを提供する目的(本の発送，ご注文内容の確認，問い合わせに対しての回答等)以外には利用することはございません．

　その他，ご不明な点は小社までご連絡ください．

株式会社 全日本病院出版会

〒113-0033 東京都文京区本郷 3-16-4-7 F
電話 03(5689)5989　FAX03(5689)8030　郵便振替口座 00160-9-58753

FAX 専用注文書

形成・皮膚 1905

年　月　日

○印	PEPARS	定価(消費税8%)	冊数
	2019 年＿月～12 月定期購読(送料弊社負担)		
	PEPARS No. 147　美容医療の安全管理とトラブルシューティング 増大号 新刊	5,616 円	
	PEPARS No. 135　ベーシック＆アドバンス　皮弁テクニック 増大号	5,616 円	
	バックナンバー(号数と冊数をご記入ください)　No.		

○印	Monthly Book Derma.	定価(消費税8%)	冊数
	2019 年＿月～12 月定期購読(送料弊社負担)		
	MB Derma. No. 281　これで鑑別は OK！ダーモスコピー診断アトラス 増刊号 新刊	6,048 円	
	MB Derma. No. 275　外来でてこずる皮膚疾患の治療の極意 増大号	5,184 円	
	MB Derma. No. 268　これが皮膚科診療スペシャリストの目線！診断・検査マニュアル 増刊号	6,048 円	
	バックナンバー(号数と冊数をご記入ください)　No.		

○印	瘢痕・ケロイド治療ジャーナル
	バックナンバー(号数と冊数をご記入ください)　No.

○印	書籍	定価(消費税8%)	冊数
	グラフィック リンパ浮腫診断―医療・看護の現場で役立つケーススタディ― 新刊	7,344 円	
	整形外科雑誌 Monthly Book Orthopaedics 創刊 30 周年記念書籍 **アトラス骨折治療の基本手技マニュアル** 新刊	16,200 円	
	足育学　外来でみるフットケア・フットヘルスウェア 新刊	7,560 円	
	眼科雑誌 Monthly Book OCULISTA 創刊 5 周年記念書籍 **すぐに役立つ眼科日常診療のポイント**―私はこうしている―	10,260 円	
	ケロイド・肥厚性瘢痕 診断・治療指針 2018	4,104 円	
	実践アトラス 美容外科注入治療　改訂第 2 版	9,720 円	
	ここからスタート！眼形成手術の基本手技	8,100 円	
	Non-Surgical 美容医療超実践講座	15,120 円	
	カラーアトラス 爪の診療実践ガイド	7,776 円	
	皮膚科雑誌 Monthly Book Derma. 創刊 20 年記念書籍 **そこが知りたい 達人が伝授する日常皮膚診療の極意と裏ワザ**	12,960 円	
	創傷治癒コンセンサスドキュメント―手術手技から周術期管理まで―	4,320 円	

○	書 名	定価	冊数	○	書 名	定価	冊数
	イラストからすぐに選ぶ 漢方エキス製剤処方ガイド	5,940 円			化粧医学―リハビリメイクの心理と実践―	4,860 円	
	複合性局所疼痛症候群(CRPS)をもっと知ろう	4,860 円			カラーアトラス 乳房外 Paget 病―その素顔―	9,720 円	
	スキルアップ！ニキビ治療実践マニュアル	5,616 円			超アトラス眼瞼手術	10,584 円	
	見落とさない！見間違えない！この皮膚病変	6,480 円			イチからはじめる 美容医療機器の理論と実践	6,480 円	
	図説 実践手の外科治療	8,640 円			アトラスきずのきれいな治し方 改訂第二版	5,400 円	
	使える皮弁術　上巻	12,960 円			使える皮弁術　下巻	12,960 円	
	匠に学ぶ皮膚科外用療法	7,020 円			腋臭症・多汗症治療実践マニュアル	5,832 円	

お名前	フリガナ		診療科	
		㊞		

ご送付先　〒　　－

□自宅　　□お勤め先

電話番号　　　　　　　　　　　　　　　　　　□自宅 □お勤め先

バックナンバー・書籍合計 5,000 円以上のご注文 は代金引換発送になります

―お問い合わせ先―
㈱全日本病院出版会営業部
電話 03(5689)5989　　FAX 03(5689)8030

全日本病院出版会行

FAX 03-5689-8030

年　月　日

住 所 変 更 届 け

お 名 前	フリガナ	
お客様番号		毎回お送りしています封筒のお名前の右上に印字されております8ケタの番号をご記入下さい。
新お届け先	〒　　　　　都　道 　　　　　　府　県	
新電話番号	（　　　　　）	
変更日付	年　　月　　日より	月号より
旧お届け先	〒	

※ 年間購読を注文されております雑誌・書籍名に✓を付けて下さい。

☐ Monthly Book Orthopaedics （月刊誌）

☐ Monthly Book Derma. （月刊誌）

☐ 整形外科最小侵襲手術ジャーナル （季刊誌）

☐ Monthly Book Medical Rehabilitation （月刊誌）

☐ Monthly Book ENTONI （月刊誌）

☐ PEPARS （月刊誌）

☐ Monthly Book OCULISTA （月刊誌）

FAX 03-5689-8030

全日本病院出版会行

PEPARS

2007 年
No. 14 縫合の基本手技 増大号
編集／山本有平

2011 年
No. 51 眼瞼の退行性疾患に対する眼形成外科手術 増大号
編集／村上正洋・矢部比呂夫

2012 年
No. 62 外来で役立つ にきび治療マニュアル
編集／山下理絵

2013 年
No. 75 ここが知りたい！顔面の Rejuvenation
―患者さんからの希望を中心に― 増大号
編集／新橋 武
No. 78 神経修復法―基本知識と実践手技―
編集／柏 克彦
No. 82 創傷治療マニュアル
編集／松崎恭一
No. 84 乳房再建術 update
編集／酒井成身

2014 年
No. 86 爪―おさえておきたい治療のコツ―
編集／黒川正人
No. 87 眼瞼の美容外科 手術手技アトラス 増大号
編集／野平久仁彦
No. 89 口唇裂初回手術
―最近の術式とその中期的結果―
編集／杠 俊介
No. 91 イチから始める手外科基本手技
編集／高見昌司
No. 92 顔面神経麻痺の治療 update
編集／田中一郎
No. 95 有茎穿通枝皮弁による四肢の再建
編集／光嶋 勲
No. 96 口蓋裂の初回手術マニュアル
―コツと工夫―
編集／土佐泰祥

2015 年
No. 97 陰圧閉鎖療法の理論と実際
編集／清川兼輔
No. 98 臨床に役立つ 毛髪治療 update
編集／武田 啓
No. 99 美容外科・抗加齢医療
―基本から最先端まで― 増大号
編集／百束比古

No. 100 皮膚外科のための
皮膚軟部腫瘍診断の基礎 臨時増大号
編集／林 礼人
No. 101 大腿部から採取できる皮弁による再建
編集／大西 清
No. 103 手足の先天異常はこう治療する
編集／福本恵三
No. 104 これを読めばすべてがわかる！骨移植
編集／上田晃一
No. 105 鼻の美容外科
編集／菅原康志
No. 106 thin flap の整容的再建
編集／村上隆一
No. 107 切断指再接着術マニュアル
編集／長谷川健二郎
No. 108 外科系における PC 活用術
編集／秋元正宇

2016 年
No. 109 他科に学ぶ形成外科に必要な知識
―頭部・顔面編―
編集／吉本信也
No. 110 シミ・肝斑治療マニュアル
編集／山下理絵
No. 111 形成外科領域におけるレーザー・光・
高周波治療 増大号
編集／河野太郎
No. 112 顔面骨骨折の治療戦略
編集／久徳茂雄
No. 113 イチから学ぶ！頭頸部再建の基本
編集／橋川和信
No. 114 手・上肢の組織損傷・欠損 治療マニュアル
編集／松村 一
No. 115 ティッシュ・エキスパンダー法 私の工夫
編集／梶川明義
No. 116 ボツリヌストキシンによる美容治療 実
践講座
編集／新橋 武
No. 117 ケロイド・肥厚性瘢痕の治療
―我が施設(私)のこだわり―
編集／林 利彦
No. 118 再建外科で初心者がマスターすべき
10 皮弁
編集／関堂 充
No. 119 慢性皮膚潰瘍の治療
編集／館 正弘
No. 120 イチから見直す植皮術
編集／安田 浩

■ バックナンバー一覧

2017 年

No. 121　他科に学ぶ形成外科に必要な知識
　　　　　　―四肢・軟部組織編―
　　　　　　編集／佐野和史
No. 122　診断に差がつく皮膚腫瘍アトラス
　　　　　　編集／清澤智晴
No. 123　実践！よくわかる縫合の基本講座　増大号
　　　　　　編集／菅又　章
No. 124　フェイスリフト　手術手技アトラス
　　　　　　編集／倉片　優
No. 125　ブレスト・サージャリー　実践マニュアル
　　　　　　編集／岩平佳子
No. 126　Advanced Wound Care の最前線
　　　　　　編集／市岡　滋
No. 127　How to 局所麻酔＆伝達麻酔
　　　　　　編集／岡崎　睦
No. 128　Step up!マイクロサージャリー
　　　　　　―血管・リンパ管吻合，神経縫合応用編―
　　　　　　編集／稲川喜一
No. 129　感染症をもっと知ろう！
　　　　　　―外科系医師のために―
　　　　　　編集／小川　令
No. 130　実践リンパ浮腫の治療戦略
　　　　　　編集／古川洋志
No. 131　成長に寄り添う私の唇裂手術
　　　　　　編集／大久保文雄
No. 132　形成外科医のための皮膚病理講座にようこそ
　　　　　　編集／深水秀一

2018 年

No. 133　頭蓋顎顔面外科の感染症対策
　　　　　　編集／宮脇剛司
No. 134　四肢外傷対応マニュアル
　　　　　　編集／竹内正樹
No. 135　ベーシック＆アドバンス
　　　　　　皮弁テクニック　増大号
　　　　　　編集／田中克己
No. 136　機能に配慮した頭頸部再建
　　　　　　編集／櫻庭　実
No. 137　外陰部の形成外科
　　　　　　編集／橋本一郎
No. 138　"安心・安全"な脂肪吸引・脂肪注入マニュアル
　　　　　　編集／吉村浩太郎

No. 139　義眼床再建マニュアル
　　　　　　編集／元村尚嗣
No. 140　下肢潰瘍・下肢静脈瘤へのアプローチ
　　　　　　編集／大浦紀彦
No. 141　戦略としての四肢切断術
　　　　　　編集／上田和毅
No. 142　STEP UP! Local flap
　　　　　　編集／中岡啓喜
No. 143　顔面神経麻痺治療のコツ
　　　　　　編集／松田　健
No. 144　外用薬マニュアル
　　　　　　―形成外科ではこう使え！―
　　　　　　編集／安田　浩

2019 年

No. 145　患児・家族に寄り添う血管腫・脈管奇形の医療
　　　　　　編集／杠　俊介
No. 146　爪・たこ・うおのめの診療
　　　　　　編集／菊池　守
No. 147　美容医療の安全管理と
　　　　　　トラブルシューティング　増大号
　　　　　　編集／大慈弥裕之
No. 148　スレッドリフト　私はこうしている
　　　　　　編集／征矢野進一

各号定価 3,000 円＋税. ただし, 増大号：No. 14, 51,
75, 87, 99, 100, 111 は定価 5,000 円＋税. No. 123, 135,
147 は 5,200 円＋税.
在庫僅少品もございます. 品切の際はご容赦ください.
　　　　　　　　　　　　　　　　（2019 年 4 月現在）
本頁に掲載されていないバックナンバーにつきまし
ては, 弊社ホームページ（http://www.zenniti.com）
をご覧下さい.

click

| 全日本病院出版会 | 検索 |

全日本病院出版会　公式 twitter !!

弊社の書籍・雑誌の新刊情報, または好評書のご案内
を中心に, タイムリーな情報を発信いたします.
全日本病院出版会公式アカウント（@zenniti_info）を
是非ご覧下さい!!

2019 年 年間購読 受付中！
年間購読料　41,436 円（税込）（送料弊社負担）
（1月号～9月号は消費税8％, 10月号～12月号は消費税10％）
（通常号 11 冊, 増大号 1 冊：合計 12 冊）

次号予告

穿通枝をあやつる
―SCIP flap を極める！編―

No.150（2019 年 6 月号）

編集／三重大学教授　　　　　　　　成島　三長

SCIP flap のための解剖学………吉松　英彦
SCIP flap 挙上のための
　術前超音波検査法……………林　　明辰
リンパ管造影………………………井上　政則
骨付き SCIP flap 移植法…………吉松　英彦
神経付き SCIP 皮弁
　―肋間神経外側皮枝を用いた知覚付き SCIP 皮弁―
　…………………………………飯田　拓也ほか
頭頸部再建における SCIP flap…浅野　　悠ほか
上肢のための super thin
　SCIP flap………………………成島　三長
SCIP flap を用いたリンパ浮腫治療：
　リンパ節 flap とリンパ管（LAB）
　flap 移植術……………………山本　　匠ほか

編集顧問：栗原邦弘　中島龍夫		
百束比古　光嶋　勲		**No.149　編集企画：**
編集主幹：上田晃一　大阪医科大学教授		島田賢一　金沢医科大学教授
大慈弥裕之　福岡大学教授		
小川　令　日本医科大学教授		

PEPARS　No.149

2019 年 5 月 10 日発行（毎月 1 回 10 日発行）
定価は表紙に表示してあります．
Printed in Japan

ⓒ ZEN・NIHONBYOIN・SHUPPANKAI, 2019

発行者　　末　定　広　光
発行所　　株式会社　全日本病院出版会
〒 113-0033　東京都文京区本郷 3 丁目 16 番 4 号
　　　電話（03）5689-5989　Fax（03）5689-8030
　　　郵便振替口座 00160-9-58753

印刷・製本　三報社印刷株式会社　　電話（03）3637-0005
広告取扱店　㈱日本医学広告社　　電話（03）5226-2791

- 本誌に掲載する著作物の複製権・翻訳権・上映権・譲渡権・公衆送信権（送信可能化権を含む）は株式会社全日本病院出版会が保有します．
- JCOPY ＜（社）出版者著作権管理機構　委託出版物＞
本誌の無断複写は著作権法上での例外を除き禁じられています．複写される場合は，そのつど事前に，（社）出版者著作権管理機構（電話 03-5244-5088，FAX 03-5244-5089，e-mail: info@jcopy.or.jp）の許諾を得てください．
- 本誌をスキャン，デジタルデータ化することは複製に当たり，著作権法上の例外を除き違法です．代行業者等の第三者に依頼して同行為をすることも認められておりません．